W0259669

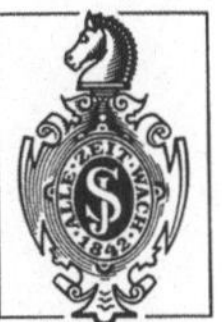

Pentazocin

Im Spiegel der Erfahrungen

Herausgegeben von
St. Kubicki und G. A. Neuhaus

Mit Beiträgen von
K.-H. Beyer, J. De Castro, F. Eckmann, G. Freund
R. Hassler, A. Herz, H. Immich, St. Kubicki, D. Ladewig
P. Lenhard, G. A. Neuhaus, G. Palme, H. Rommelspacher
G. Simonis

III. Pentazocin-Symposium am 9. Mai 1980 in Berlin

Mit 16 Abbildungen

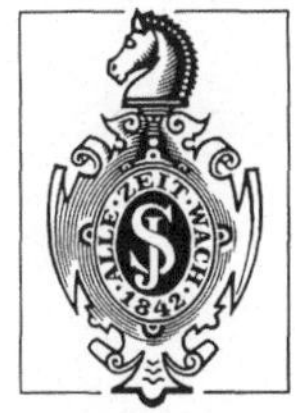

Springer-Verlag Berlin Heidelberg New York 1981

Professor Dr. med. St. Kubicki
Abteilung für klinische Neurophysiologie
Klinikum Charlottenburg
Spandauer Damm 130

D-1000 Berlin 19

Professor Dr. med. G. A. Neuhaus
Schloßpark-Klinik
Heubnerweg 2

D-1000 Berlin 19

ISBN-13: 978-3-540-10755-2 e-ISBN-13: 978-3-642-68081-6
DOI:10.1007/ 978-3-642-68081-6

CIP-Kurztitelaufnahme der Deutschen Bibliothek
Pentazocin: Im Spiegel der Erfahrungen / III. Pentazocin-Symposium am 9. Mai 1980 in Berlin. Hrsg. von St. Kubicki u. G. A. Neuhaus. Mit Beitr. von K.-H. Beyer ... – Berlin; Heidelberg; New York: Springer, 1981.

NE: Kubicki, Stanislaw [Hrsg.]; Pentazocin-Symposion ⟨03, 1980, Berlin, West⟩

2127/3140-543210

Vorwort

Selten sind therapeutische Verfahren so ausgereift, daß sich weitere Forschungen erübrigen. Viel häufiger ist Nebeneffekten nachzugehen, die den Arzt jedoch nur in Ausnahmefällen berechtigen, die therapeutischen Bemühungen auszusetzen und die Ergebnisse der ergänzenden Forschung abzuwarten.
Im Bereich der Schmerzbekämpfung wäre es beispielsweise unärztlich, leidenden Patienten wirksame Analgetika vorzuenthalten, nur weil ideale Substanzen noch nicht zur Verfügung stehen. Wenn bei der Schmerztherapie noch Risiken, z. B. ein Abhängigkeitspotential, in Kauf zu nehmen sind, müssen bei der Anwendung des Medikamentes alle Befunde sehr genau bewertet werden, um nicht durch falsch interpretierte Daten den weiteren Fortschritt zu verhindern. Nur auf solchen vorurteilsfreien Befunden kann die Forschung weitergeführt und die Sicherheit der Analgetika verbessert werden.
In den letzten Jahren wurden ohne Zweifel solche Erfolge mit Substanzen erzielt, die wir als „Partialagonisten" oder „antagonistische Agonisten" bezeichnen. Zu dieser Gruppe zählt Pentazocin. Die Entwicklung solcher Medikamente ist jedoch – darüber muß man sich im klaren sein – nicht etwa die Frucht glücklicher Zufälle, sondern Ergebnis bewußter Planung und langjähriger Forschung. Der größte Teil dieser Grundlagenforschung findet heute in der pharmazeutischen Industrie statt, und die Ärzteschaft tut gut daran, nicht zu vergessen daß diese in vielen Bereichen ihr bedeutender Partner ist. Der Industrie Anregungen zu weiterer Forschung zu geben und gleichzeitig den staatlichen Registrierungsbehörden zu helfen, statistich auswertbare Daten für sachgerechte Entscheidungen zu erarbeiten, ist deshalb für die Ärzteschaft von entscheidender Wichtigkeit. Und da Partnerschaft heißt, auch negative Erfahrungen zu diskutieren, ist es wichtig, von Zeit zu Zeit kritisch Bilanz zu ziehen.
Die Plicht des Arztes liegt eben nicht allein darin, sich mit den Leiden eines Individuums unmittelbar zu befassen, sondern auch den Weg zu besseren Therapien, das heißt für die Forschung, offen zu halten.

Berlin, im April 1981

St. Kubicki
G. A. Neuhaus

Inhaltsverzeichnis

Verzeichnis der Referenten und Diskussionsteilnehmer

Prof. Dr. K.-H. Beyer
Landesanstalt für Lebensmittel-, Arzneimittel- und gerichtliche Chemie
Invalidenstr. 60, 1000 Berlin 21

Prof. Dr. H. Coper
Universitätsklinikum Charlottenburg
Abteilung für Neuropsychopharmakologie
Ulmenallee 30, 1000 Berlin 19

Prof. Dr. J. De Castro
Institut Médicale du Mutualité
Centre Hôpitalier de Tivoli
Avenue Max Buset 34, B-7100 La Louvière

W. Eichner
Breslauerstr. 72, 6057 Dietzenbach

Dr. W. Fischer
Holzhausenstr. 26, 6000 Frankfurt

Frau Dr. G. Freund
Abteilung für Klinische Neurophysiologie
im Klinikum Westend der Freien Universität Berlin
Spandauer Damm 130, 1000 Berlin 19

Prof. Dr. R. Hassler
Max-Planck-Institut für Hirnforschung
Neurobiologische Abteilung
Deutschordenstr. 46, 6000 Frankfurt/Main

Prof. Dr. W. Herrmann
Institut für Arzneimittel
des Bundesgesundheitsamtes
Stauffenbergstr. 13
1000 Berlin 30

Prof. Dr. A. Herz
Max-Planck-Institut für Psychiatrie
Kraepelinstr. 2, 8000 München 40

Prof. Dr. W. K. Junge
Institut für Arzneimittel
des Bundesgesundheitsamtes
Stauffenbergstr. 13, 1000 Berlin 30

Prof. Dr. St. Kubicki
Universitätsklinikum Charlottenburg
Neurochirurgisch-Neurologische Klinik
Spandauer Damm 130, 1000 Berlin 19

Prof. Dr. D. Ladewig
Psychiatrische Klinik und Universitätsklinik
Wilhelm-Klein-Str. 27, Ch-4056 Basel

Frau Dr. P. Lenhard
Ebertplatz 9, 5000 Köln 1

Prof. Dr. G. A. Neuhaus
Schloßpark-Klinik
Heubnerweg 2, 1000 Berlin 19

Prof. Dr. G. Palme
Städt. Behring-Krankenhaus
Gimpelsteig 3–5, 1000 Berlin 37

Dr. H. Rommelspacher
Universitätsklinikum Charlottenburg
Abteilung für Neuropsychopharmakologie
Ulmenallee 30, 1000 Berlin 19

Prof. Dr. G. Simonis
Universitätskliniken im Landeskrankenhaus
Chirurgische Klinik
6650 Homburg/Saar

Einleitung

Meine Damen und Herren, ich darf Sie herzlichst zum *Dritten Berliner Pentazocin-Symposion* begrüßen. Inzwischen sind seit dem ersten Symposion 6 Jahre vergangen, und es haben sich ohne Zweifel neue Fragen und Erfahrungen ergeben. Damit ist es durchaus an der Zeit, wieder einmal eine Sichtung der Fakten vorzunehmen.

Diese Tagung weist – wenn man so will – drei Abschnitte auf. Der erste hat mehr theoretische Aspekte und bezieht sich im wesentlichen auf die zentrale Schmerzverarbeitung und die Rezeptorenfunktion. Im zweiten Abschnitt erhalten wir Berichte aus jenen Fächern, in denen Opioide besonders häufig eingesetzt werden müssen. Im dritten Teil schließlich geht es um Mißbrauch, Abhängigkeit und therapeutische Abwägungen.

Mit diesen kurzen einführenden Worten soll es sein Bewenden haben, womit wir uns – denke ich – nun ohne weitere Verzögerung den beiden Vorträgen der Herren HASSLER und HERZ zuwenden sollten.

ST. KUBICKI

1. Über die antagonistischen Systeme der Schmerzempfindung und des Schmerzgefühls im peripheren und zentralen Nervensystem

R. HASSLER

Zunächst halte ich einige Klarstellungen über den Begriff des Schmerzes für erforderlich, die zwar schon häufig gemacht, aber kaum beachtet wurden: Schmerz ist eine Bewußtseinserscheinung. Einen unbewußten Schmerz gibt es nicht. Zumindest nicht für jemanden, der das Schmerzproblem biologisch oder physiologisch angehen und sich nicht auf orthodoxe Psychoanalyse einlassen will. Wenn ich darauf bestehe, daß der Schmerz nur im Bewußtsein eines empfindenden oder fühlenden Subjekts existiert und ohne Bewußtsein nicht, so ist das Phänomenologie und keineswegs Philosophie des Schmerzes. Neurologische Vorgänge, die von einem schädlichen Reiz auf die Haut ausgelöst sind, müssen die Schwelle zu bewußtseinsfähigen Substraten überschreiten, bevor es berechtigt ist, von einem Schmerz bzw. – was gleichbedeutend ist – von einem Schmerzerlebnis zu sprechen. Wenn das Bewußtsein durch Narkose ausgeschaltet ist, gleichgültig ob beim Menschen oder beim Versuchstier, darf man nicht von Schmerz sprechen, ebenso wenig beim Menschen in Zuständen von tiefer, langer Bewußtlosigkeit im Koma, z. B. im apallischen Syndrom. Wenn beiderseits die spontanaktive Formatio reticularis des Mittelhirns oder ihre dienzephalen Vorläufer, vor allem die intralaminären Thalamuskerne und das Pallidum, ausgeschaltet sind, gibt es keinen Schmerz mehr, ebensowenig wie andere Bewußtseinserscheinungen.

Die entscheidende Frage ist: Wo überschreiten die neurophysiologischen Vorgänge, die von schädlichen Reizen auf die Haut ausgelöst werden, die Schwelle zu denjenigen neuronalen Systemen, die Bewußtseinserscheinungen hervorrufen können? Welche neuronalen Systeme das sind, geht bereits aus den Kenntnissen über die Leitungssysteme der von schädlichen Reizungen ausgehenden Impulse hervor. Diese werden zunächst dargestellt.

Ausgangspunkt jeder Schmerzbetrachtung müssen die großartigen sinnesphysiologischen Experimente von ROSENBACH [89] und GOLDSCHEIDER [31] sein. Sie haben festgestellt, besonders in Selbstexperimenten, daß ein einziger distal angreifender Schmerzreiz zwei getrennte Erlebnisse hervorruft: 1. Das Erlebnis eines schnellen, scharf lokalisierten Stiches in die Haut, welcher zwar warnenden Charakter hat, aber sofort wieder verschwunden und daher nicht unangenehm ist, und 2. nach einer halben bis dreiviertel Sekunde das davon getrennte Erlebnis einer unangenehmen, juckenden, brennenden, ausstrahlenden Sensation auf der Haut, welche nicht genau zu lokalisieren ist. Weil sie anhält, ist sie als Gefühl zu bezeichnen oder – wie LIPPS [64] sich ausgedrückt hat – als veränderter Ichzustand. Der erste, schnelle Schmerz ist ein Schmerz als Sinnesempfindung oder Sinneswahrnehmung und kann wie andere Sinneswahrnehmungen objektiviert werden, d. h. für das Erlebnis aus dem Subjekt herauspro-

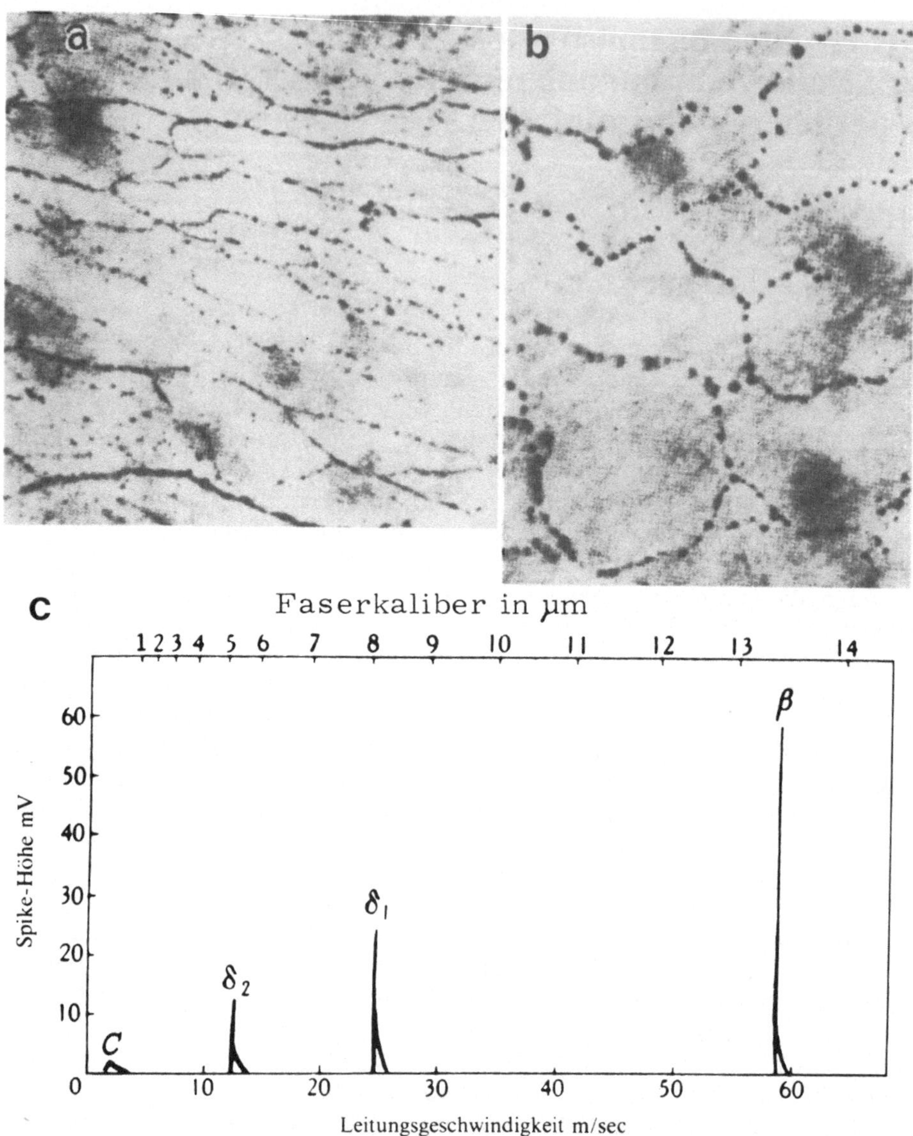

Abb. 1. a, b Marklose Fasern von einem Flachschnitt der Kornea des Menschen, in Methylenblaufärbung (nach [112]). **c** Diagramm über die Beziehung zwischen der Höhe des Aktionspotentials der einzelnen sensiblen Fasern in mV, ihrer Leitungsgeschwindigkeit in m/s und ihrer Faserkaliber in µm. Die C-Fasern mit einem Faserkaliber unter 1 µm haben eine Aktionspotentialhöhe von etwa 2 mV bei einer Leitungsgeschwindigkeit von etwa 1 m/s (etwas modifiziert nach [114])

jiziert werden in die Umwelt, wozu auch die eigene Körperoberfläche gehört. Der zweite, langsame, anhaltende Schmerz ist ein Schmerzgefühl, von welchem das Subjekt betroffen ist, so daß er nur unvollständig objektiviert und auf die Haut projiziert werden kann. Nur beim zweiten, anhaltenden Schmerz sollte von einem Schmerzgefühl gesprochen werden, im Gegensatz zur Schmerzempfindung. Da das Wort „Gefühl" im Englischen und Französischen in unterschiedlicher Bedeutung gebraucht wird, könnte man auch von einer emotionalen Schmerzreaktion sprechen, wenn das zweite, langsame Schmerzerlebnis gemeint ist.

Diese zwei verschiedenen Schmerzerlebnisse, ausgelöst durch einen einzigen schädlichen Reiz, sind damit zu erklären, daß von der einmal gestochenen Hautstelle zwei verschiedene periphere Leitungssysteme ausgehen, die sich durch ihre Leitungsgeschwindigkeit unterscheiden. Der durch langsame Fasern geleitete zweite Schmerz trifft *später* im Zentralnervensystem – besonders in den erlebnisfähigen Systemen – ein, als der erste, schnelle Schmerz. Es war das große Verdienst von ZOTTERMAN [114], elektrophysiologisch nachgewiesen zu haben, daß der schnelle Schmerz von den A-δ_2-Fasern geleitet wird, die eine Leitungsgeschwindigkeit von 10–20 m/s haben, während der langsame, zweite Schmerz durch die marklosen C-Fasern (Abb. 1a, b) geleitet wird, deren Leitungsgeschwindigkeit geringer als 1 m/s (Abb. 1c) ist. Die A-δ_2-Fasern haben ein höheres Aktionspotential als die C-Fasern, wie in Abb. 1c zu erkennen ist. Die C-Fasern treten durch die laterale Eintrittszone der hinteren Wurzeln in das Rückenmark ein, so daß nach Durchtrennung nur dieser lateralen Wurzelzone die vegetativen Reaktionen auf den Schmerz, wie Schwellung und Rötung der schmerzenden Partie sowie Pupillenerweiterung und Blutdrucksteigerung ausbleiben. Der große Unterschied der Leitungsgeschwindigkeit der A-δ_2-Fasern und der C-Fasern für den ersten bzw. zweiten, langsamen Schmerz kommt durch eine Siebung des Eingangs der peripheren Reize zustande. Die schnelleren A-δ_2-Fasern, aber ebenso die noch schnelleren A-β-Berührungsfasern, bewirken über eine präsynaptische Hemmung der C-Fasern eine Verminderung des Einstroms von C-Faser-Impulsen in die Substantia gelatinosa des Hinterhorns. MELZACK und WALL [73] haben das Gate-Control-System genannt. Damit haben sie einen wichtigen Begriff in die Schmerzphysiologie eingeführt, obgleich die von ihnen angeführten elektrophysiologischen Befunde von ZIMMERMANN [113] als Ursache des Gate-Control-Systems widerlegt wurden, da das C-Faser-Potential viel langsamer ist als dasjenige, was diese Autoren abgeleitet haben.

In der Klinik ist ein Zustand gut bekannt, der darauf beruht, daß das Gate-Control-System nicht funktioniert, weil die markhaltigen Fasern in bestimmten Nerven, insbesondere im N. medianus bzw. N. tibialis, ausgefallen sind, so daß C-Faser-Erregungen ungehemmt einströmen und empfunden werden können. Es ist das die Kausalgie. Dabei spielen aber die von den C-Fasern in den zugehörigen Segmenten ausgelösten vegetativen Reflexe eine Rolle, die ebenfalls bei der Kausalgie nicht durch die vorausgehende Erregung der A-δ_2-Fasern gehemmt sind, obgleich dies normalerweise geschieht.

Das neuronale Schaltsystem, welches durch die Gate Control vor der Überschwemmung mit langsamen C-Faser-Impulsen bewahrt wird, liegt in der Substantia gelatinosa des Rückenmarks. Es ist keineswegs ein einfaches Relais-System, gerade für die schmerzhaften oder die Temperaturempfindungen an der Haut und den Schleimhäuten, sondern ein System mit derart vielfältigen Erregungseinflüssen, daß sie heute noch nicht alle sicher bekannt sind. Von den betreffenden Hautsegmenten erhält die Substantia gelatinosa Zufluß (Abb. 5) 1. durch deszendierende Kollateralen der A-β-Fasern bzw. 2. durch A-δ_1-Fa-

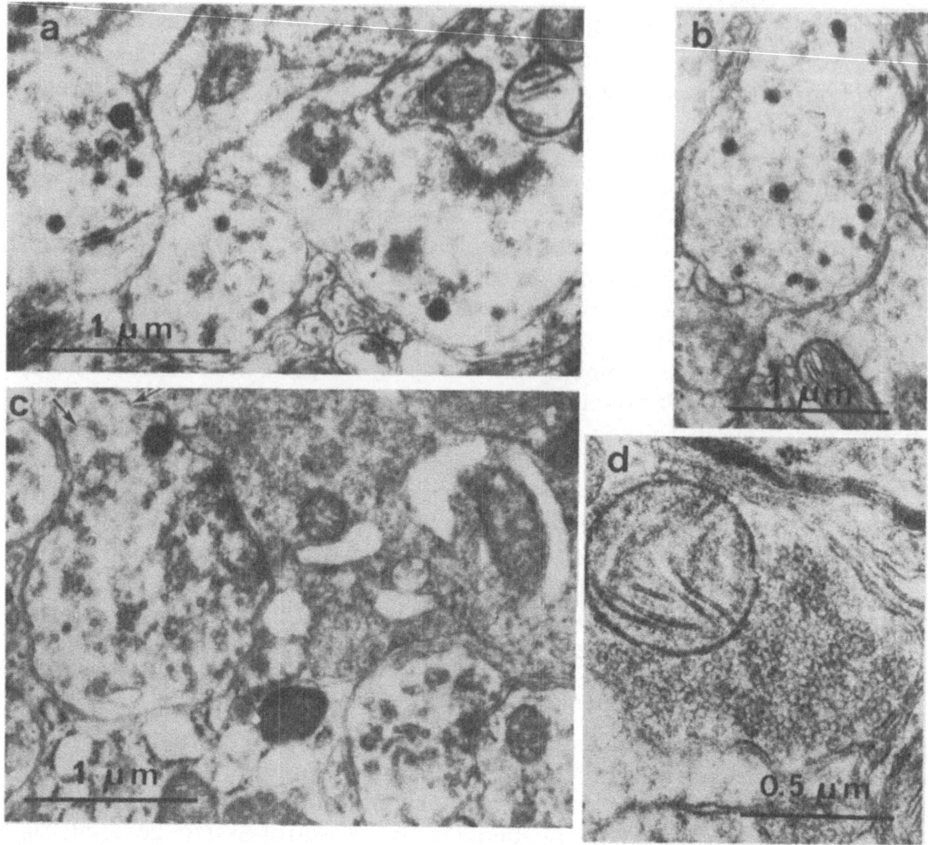

Abb. 2a–d. Elektronenmikroskopische Bilder aus dem Nucleus caudalis tractus spinalis trigemini der Ratte. **a** eine Nervenfaser links und ein Axon rechts enthalten dense core vesicles. Rechts besteht eine axo-dendritische Synapse mit präsynaptischer Anhäufung von synaptischen Vesikeln. **b** Zwei Axon-Endigungen mit axo-somatischem synaptischen Kontakt mit einer geschädigten Nervenzelle nach Administration von Reserpin. Die dense core vesicles in dem axo-dendritischen und axo-somatischen Kontakt haben ihre dichten Kerne verloren (Pfeile). Bei den großen dunklen Strukturen handelt es sich um Lysosome. An den kleinen synaptischen Vesikeln keine Strukturänderung. Die Entleerung nach Reserpin spricht dafür, daß die dense core vesicles entweder Catechol- oder Indolamine enthalten. **c** Ein Axon-Terminal aus der Substantia gelatinosa des absteigenden Trigeminuskerns enthält nach Gabe von Harmalin und 5-HTP (5-Hydroxytryptophan) viele dense core vesicles mit klarem Hof. **d** Eine Stunde nach Applikation von Harmalin und 5-HTP sind einige Axon-Terminals mit honigwabenähnlichen Anhäufungen von stark vermehrten synaptischen Vesikeln angefüllt (nach [38])

sern, den Berührungsfasern mit niedriger bzw. mittlerer Schwelle, 3. durch die A-δ_2-Fasern, die sehr wahrscheinlich den ersten, schnellen Schmerz leiten, sowie 4. durch sehr vielfältige C-Fasern (Abb. 1a–c) mit relativ hoher Schwelle für ihre Erregung, aber mit sehr unterschiedlicher Spezifität für schädigende mechanische Stichreizungen der Haut, für chemische Reizwirkungen, für Kälte- und Wärmereizungen, aber auch für druckmechanische Reizungen verschiedener Art. Ferner strömen hier die afferenten Impulse, wahrscheinlich auch durch marklose C-Fasern geleitet, für verschiedene vegetative Reflexe ein, so für die

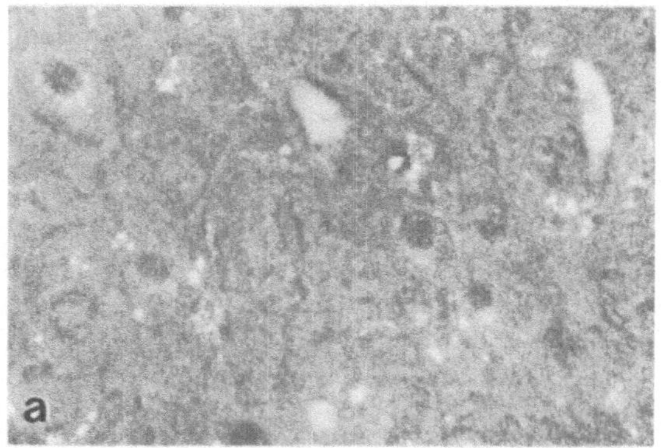

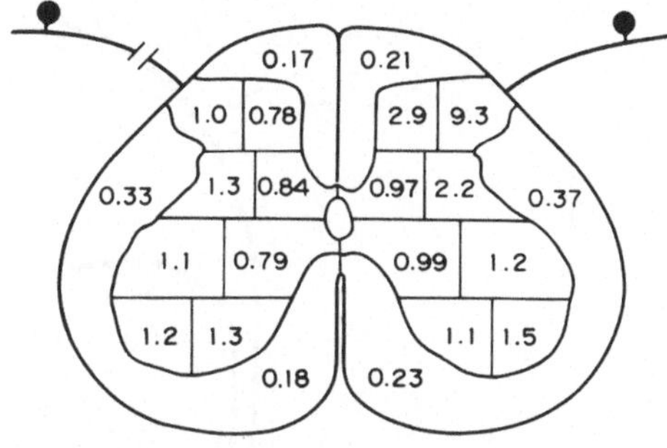

Abb. 3. a Zwei mittelgroße Nervenzellen der Substantia gelatinosa der absteigenden Trigeminuswurzeln fluoreszieren stark (gelbe Fluoreszenz), was für Speicherung von 5-Hydroxytryptamin (5-HT) spricht (nach [40]) **b** Schematische Darstellung des Gehalts an Substanz P in den Hinter- und Vorderhörnern der grauen Substanz und den Vorder-, Seiten- und Hintersträngen des Rückenmarks von Ratten. Im rechten Hinterhorn die normalen Werte, im linken Hinterhorn diejenigen nach Hinterwurzeldurchtrennung. Dadurch Abfall besonders im dorsalen und lateralen Bereich des Hinterhorns. Keine signifikanten Differenzen im Bereich des Vorderhorngraus zwischen der rhizotomierten und intakten Seite (nach [82])

lokale Hautrötung, Hautschwellung, ferner, wie schon erwähnt, für die Blutdruckreflexe, die von der Haut ausgelöst werden, sowie für die Pupillenerweiterung auf den Schmerz. Dadurch, daß von den Gabelstellen der C-Fasern auch Erregungen zurück in die Unter- und Oberhaut gelangen und dort Axon-Reflexe auslösen, wird das Schmerzgeschehen noch komplizierter.

In die Substantia gelatinosa hinein wirken auch die Kollateralen der langen Hinterstrangfasern [10], die letztlich auch eine Hemmungsfunktion auf die Substantia gelatinosa ausüben. Trennt man den peripheren Zustrom durch Durchschneidung der Hinterwurzeln zur Substantia gelatinosa ab, so gibt es nicht eine verminderte, sondern eine vermehrte Neuronenentladung im Hinterhorn, wie Löser und Ward jr. [66] gezeigt haben. Zerebrale Steuerungszentren für die Substantia gelatinosa sind 1. die Formatio reticularis des Mittelhirns [34, 44], wo auch Chlorpromazin, Morphin und Narkotika angreifen [102], 2. das Höhlengrau des Aquädukts, wo das Morphin einen seiner Angriffspunkte hat [102],

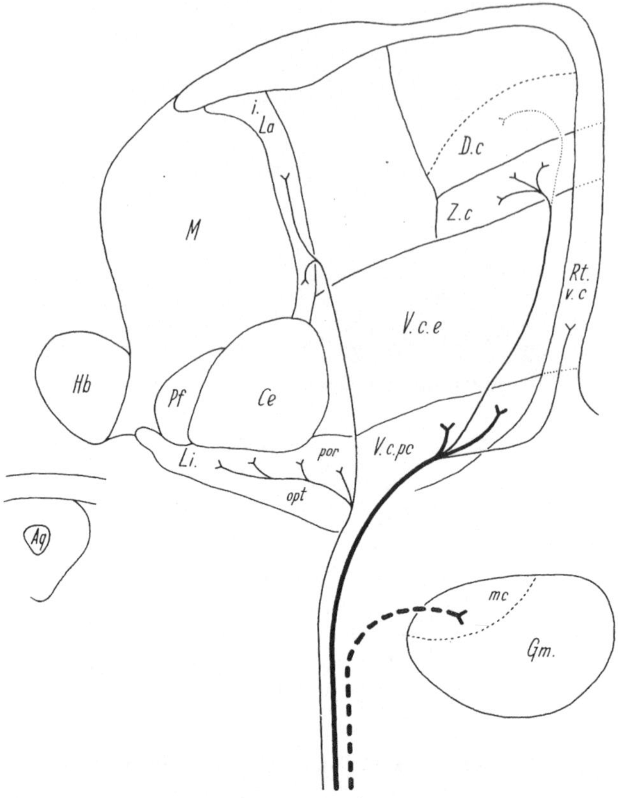

Abb. 4. Schematische Darstellung der Endigungskerne der schnellen und langsamen Fasern des Tractus spinothalamicus im Thalamus. Zu beachten ist, daß die dicken markhaltigen Fasern ihre Hauptendigung im V.c.pc haben, eine Nebenendigung im Nucl. geniculatus medialis magno-cellularis (Gm.mc), welcher ein multisensorischer Kern ist, aber zum medialen Kniehöcker gehört. Weitere spinothalamische Fasern erreichen die Nervenzellen des Nucl. reticulatus ventro-caudalis (Rt.v.c), um den „feed-back"-Mechanismus über die unspezifischen Thalamuskerne in Gang zu setzen. Zusätzliche Nervenendigungen nach der C 5-Chordotomie an Pavianen gibt es auch im Nucl. zentro-lateralis caudalis (Z.c) und feinste Kollateralen im Nucl. dorsalis caudalis (D.c). Die langsam leitenden Fasern des Tractus spinothalamicus treten durch die mediale Bahn zum Nucl. limitans portae und limitans opticus (Li.por; Li.opt), aber zusätzlich auch zu den intralaminären Kernen (i.La) (nach [40])

vor allem aber auch 3. die sensiblen Rindenfelder der Lokomotion und der Motorik [81].

Die Durchtrennung der in den langen Rückenmarksbahnen absteigenden Fasern zur Substantia gelatinosa bewirken nicht eine Verminderung, sondern eine Vermehrung der Impulse innerhalb des Hinterhorns. Das bedeutet, daß auch die deszendierenden zerebrospinalen Nervenfasern vorwiegend Hemmungsfunktionen auf die Substantia gelatinosa (Abb. 3) ausüben [84].

Chemische Substanzen können bei ihrer Einwirkung auf das Rückenmark zu einer Steigerung der Erregungsbildung im Hinterhorn führen. Dazu gehört das Strychnin, welches einen hemmenden Transmitter, nämlich das Glyzin, blokkiert [14, 15], so daß gerade die Impulse, die durch die langsamen C-Fasern geleitet werden, nicht mehr gehemmt werden. Die Erregungssteigerung im Rückenmarksgrau durch Strychnin ist so groß, daß sogar Krämpfe, sowohl durch Steigerung der polysynaptischen Reflexe, wie durch direkte Enthemmung der Motoneurone, hervorgerufen werden. In der letzten Zeit ist auch das Serotonin in der Substantia gelatinosa des Rückenmarks nachgewiesen worden, sowohl mit der Fluoreszenzmethode (Abb. 3a) als auch synaptologisch (Abb. 2a–d).

Der Serotoningehalt des Hinterhorns wird durch das schmerzlindernde Morphin [104], aber auch durch Carbamazepin vermindert, welches verbreitet gegen Trigeminusneuralgie angewendet wird. Wenn durch Verabreichung von Harmalin die Abbaufermente des Serotonins (5-HT) blockiert werden, kommt es zu einer Anreicherung von 5-HT in Synapsen des Hinterhorns, was sich elektronenmikroskopisch durch eine vermehrte Bildung von synaptischen Vesikeln mit und auch ohne dichte Kerne ausdrückt [38] (Abb. 2a–d). In der Substantia gelatinosa liegt eine hohe Konzentration des Undeka-Peptids Substanz P vor, wie Hökfelt u. Mitarb. [46] mittels histochemischer Methoden und Otsuka und Konishi [82] (Abb. 3b) mittels chemischer Methoden gezeigt haben. Werden einseitig die Hinterwurzeln durchtrennt, nimmt der Gehalt an Substanz P nur in dem nicht mehr peripher versorgten Hinterhorn ab. Danach scheint die Substanz P ein Transmitter gerade der marklosen C-Fasern zu sein, der von Capsaicin entleert wird, so daß eine langanhaltende thermale Anästhesie entsteht [111].

In den letzten 3 Jahren hat es sich ferner herausgestellt, daß auch das Metenkephalin, ein Penta-Peptid, in der Substantia gelatinosa angehäuft ist [50]. Wahrscheinlich wird diese Substanz im Gegensatz zur Substanz P nicht von der Peripherie her als Transmitter der Substantia gelatinosa zugeführt, sondern von den kleinen Nervenzellen der Substantia gelatinosa selbst gebildet. Dabei darf ich auf einen alten Befund hinweisen [36], daß Nukleolar-Substanz in das Zytoplasma der kleinen Hinterhornzellen ausgeschleust wird. Das Metenkephalin hat eine Affinität zu den Morphin- oder Opiat-Rezeptoren, die in der Substantia gelatinosa [100] gehäuft vorkommen. Daher liegt ein gesicherter Wirkungsort des Morphins schon im Hinterhorn des Rückenmarks.

Die in den letzten 10 Jahren verbreitete Schmerztherapie durch Reizung von direkt auf die Hinterstränge des Rückenmarks aufgelegten Elektroden greift über Kollateralen in der Substantia gelatinosa an. Gereizt werden Fasern mit niedriger Schwelle, also markhaltige Fasern und nicht die C-Fasern, so daß auch bei den Patienten nicht ein Schmerz oder ein Brennen durch die Reizung ausgelöst wird, die die Patienten selbst durchführen können, sondern ein Kribbeln und Taubheitsgefühl. Auch für die an den peripheren Nerven ansetzende Therapie der Akupunktur ist es durch Untersuchungen z. B. von Chang [11] in Shanghai nachgewiesen, daß die Fasern, die erregt werden, dünne oder mittelstarke Markfasern sind und nicht die C-Fasern. Jede Faser der hinteren Wurzel dicken Kalibers gibt, wie seit Cajal [10] bekannt ist, eine starke, in den Hintersträngen deszendierende Kollaterale ab, sobald sie in die Hinterstränge eintritt. Die Kollateralen endigen als vorwiegend hemmende Fasern in der Substantia gelatinosa des Hinterhorns. Die in den letzten 5 Jahren bevorzugte Reiztherapie gegen sonst nicht behebbare Schmerzen greift auch an den peripheren Nerven an, wobei ebenfalls die Reizschwelle dieser Fasern, die schmerzunterdrückend wirken können, sehr gering ist, so daß es sich auch dabei wahrscheinlich um mittelstarke oder dünne markhaltige Fasern und nicht um C-Fasern handelt. Zerstörungen dieses komplizierten, neuronalen Schaltmechanismus in der Substantia gelatinosa, wie bei der Syringomyelie, führen zu Spontanschmerzen und Hyperpathie.

Aus dem Hinterhorn gehen wiederum Fasern hervor, die durch schädliche Einwirkungen auf die Oberhaut in Erregung versetzt werden. Auch im Tractus spinothalamicus, der besser Tractus spino-reticulo-thalamicus genannt werden sollte, kann man eindeutig mittelstarke und dünnere Markfasern von den C-Fasern unterscheiden [106]. Elektrophysiologisch läßt sich eine Gruppe von schneller leitenden Fasern im Tractus spinothalamicus nachweisen, deren Aktionspotential unterschieden ist von einem langsameren Potential, welches offenbar in den marklosen oder äußerst markarmen Fasern des Vorder-Seitenstrangs geleitet wird. Direkte elektrische Reizungen des Vorder-Seitenstrangs können Schmerzen sowohl in Form eines brennenden wie auch eines bohrenden Schmerzes oder sogar eines Kälteschmerzes hervorrufen. Die periphere Zweiteilung des Schmerzsystems in dasjenige einer schnellen Schmerzempfindung und das langsam leitende System für das Schmerzgefühl wird also im Tractus spinothalamicus fortgeführt. Das demonstrierten die integrierten Ableitungen vom Tractus spinothalamicus von Manfredi und Castelucci [67].

Im Hirnstamm angekommen, gehen vom Tractus spinothalamicus zahlreiche Fasern nach medial ab in die verschiedenen Kerne der Formatio reticularis, wodurch weitere Reflexe auf nicht-segmentaler Ebene ausgelöst werden können. Es ist bisher nicht genau bekannt, zu welchen umschriebenen Kernen der Formatio reticularis der Tractus spinothalamicus Erregungen abgibt. Es ist aber bekannt, daß auch im Hirnstamm noch von den großen Hautsinnesbahnen, z. B. vom Lemniscus medialis oder Lemniscus medianus Faserkollateralen abzweigen, hinein in die Formatio reticularis. Bereits die Narkosetheorie von French u. Mitarb. [27] stützt sich auf diese Abzweigungen, die durch mehrfache Interneurone weitergeleitet werden, wobei die Narkotika an den zahlreichen Synapsen der kleinen Interneurone angreifen. Im Mittelhirn gibt es weitere große Abzweigungen von Fasern aus dem Tractus spinothalamicus in das Höhlengrau des Aquädukts, ebenso wie aus anderen somato-sensiblen Bahnen (Abb. 5).

Das Höhlengrau des Aquädukts ist ein schmerzhemmendes Zentrum, in dem auch andere hoch integrierte Schmerzreflexe geschaltet werden. Sicherlich ist im Höhlengrau des Aquädukts das Metenkephalin [49] stark vertreten, wahrscheinlich als Hemmsubstanz für den Schmerz. Ebenso gibt es Opiat- und Morphin-Rezeptoren [100] im Höhlengrau des Aquädukts, so daß das Morphin auch in dieser Ebene angreifen kann. Es wirkt sich wahrscheinlich auf den Schmerz dadurch aus, daß deszendierende, hemmende Fasern zur Substantia gelatinosa des Rückenmarks bewirken, daß auf schmerzhafte Reizung der Haut weniger Potentiale im Tractus spinothalamicus abzuleiten sind, wenn das periaquäduktale Höhlengrau in Erregung versetzt wird. Hunsperger [51] hat gezeigt, daß größere Zerstörungen des Höhlengraus um den Aquädukt herum bei Katzen zum Ausfall der Schmerzschreie und Schmerzvokalisation führen. Das periaquäduktale Höhlengrau wirkt aber nicht nur deszendierend auf andere Zentren der Formatio reticularis und auf die Substantia gelatinosa des Hinterhorns, sondern auch auf die aszendierende somato-sensible Rinde, ebenfalls in Form einer Verminderung der Impulse auf schmerzhafte Reizungen.

Eine weitergehende Gliederung erfahren die Schmerzsysteme bei ihrem Eintritt in die thalamischen Endigungsstätten. Dazu haben wir Halsmark-Chordotomien bei Pavianen durchgeführt, die sehr gut mit der Nauta-Gygax-Methode verschiedene Endigungsbezirke im Thalamus nachweisen lassen [37, 38] (Abb. 4).

Impulse, die von schädigenden Hautreizungen ausgehen, gelangen über Fasern des Tractus spinothalamicus in vielfältige Thalamuskerne. Die markhaltigen Fasern des Tractus spinothalamicus endigen vorwiegend in einer basalen kleinzelligen Zone der sensiblen Kerne: ventro-caudalis-parvocellularis = V.c.pc oder ventralis-posterior-inferior = VPI, welche direkt zur hinteren Zentralwindung projizieren. Die kleinen Zellen dieser schnellen kortikalen Schmerzleitung erleiden eine retrograde Atrophie nach Zerstörung des Rindenfeldes 3b (Konio-Cortex postcentralis) in der hinteren Zentralwindung [36]. Reizt man diese kleinzelligen Kerne des menschlichen Thalamus während stereotaktischer Operationen umschrieben mit Elektroden, so empfindet der Patient zunächst kribbelnde Mißempfindungen in umschriebenen Hautbezirken, je nach Lage der Reizelektrode, und bei höherfrequenten Reizungen auch Schmerz in umschriebenen Hautbezirken, der auf die Umgebung ausstrahlt [38, 40].

Andere markhaltige Fasern des Tractus spinothalamicus endigen in einem multisensorischen Kern in der Eingangspforte des Thalamus, nämlich im großzelligen Kern des medialen Kniehöckers (Gm.mc), der überwiegend zum akustischen System gehört. Über die funktionelle Bedeutung dieses Kerns ist noch nichts bekannt. Er projiziert partiell auch zur Großhirnrinde, aber nicht zur IV. und III. Schicht, wie die übrigen spezifisch projizierenden Thalamuskerne.

Besonders interessant ist es, daß auch im Nucl. reticulatus ventrocaudalis (Rt.v.c) thalami, also in der Gitterschicht, welche die sensiblen Thalamuskerne gegen die innere Kapsel abschirmt, Endigungen von Fasern des Tractus spinothalamicus vorkommen (Abb. 4). Diese Nervenzellen der Gitterschicht erhalten erregende Nebenleitungen aus dem benachbarten spezifischen Projektionskern des Thalamus – beim Schmerz vom V.c.pc – und leiten ihrerseits zu unspezifisch projizierenden Thalamuskernen wie zu den intralaminären zurück, wodurch die spezifische Sinnesleitung verstärkt werden kann [75] (Abb. 5: Feed-back-Mechanismus jeder thalamo-kortikalen Bahn).

Wichtiger aber für die Schmerztherapie sowohl chirurgischer als auch medikamentöser Art sind die Endigungen der dünnen marklosen Fasern des Tractus spinothalamicus. Sie erfolgen einmal in den intralaminären Thalamuskernen (i.La). Auch diese Kerne sind größtenteils unabhängig von den kortikalen Rindenfeldern, weil sie nach einer halbseitigen Dekortizierung auf der gleichen Seite ihre Nervenzellen nicht verlieren [36, 77, 78]. Die Hauptendigungen der marklosen Spinothalamicus-Fasern liegen aber in dem Grenzkern zwischen Mittelhirnhaube und Thalamus (Abb. 4), im Nucl. limitans. Dieser ist durch seine besonderen Nervenzellschwärme leicht zu erkennen und gut hervorgehoben. Sie erleiden keine retrograden Degenerationen, wenn der Kortex einseitig komplett abgetragen wird. Der Nucl. limitans gehört ebenso wie die intralaminären Kerne zum nicht-spezifischen Projektionssystem des Thalamus, d. h. sie projizieren nicht direkt zur Großhirnrinde, sondern auf einem Umweg durch die

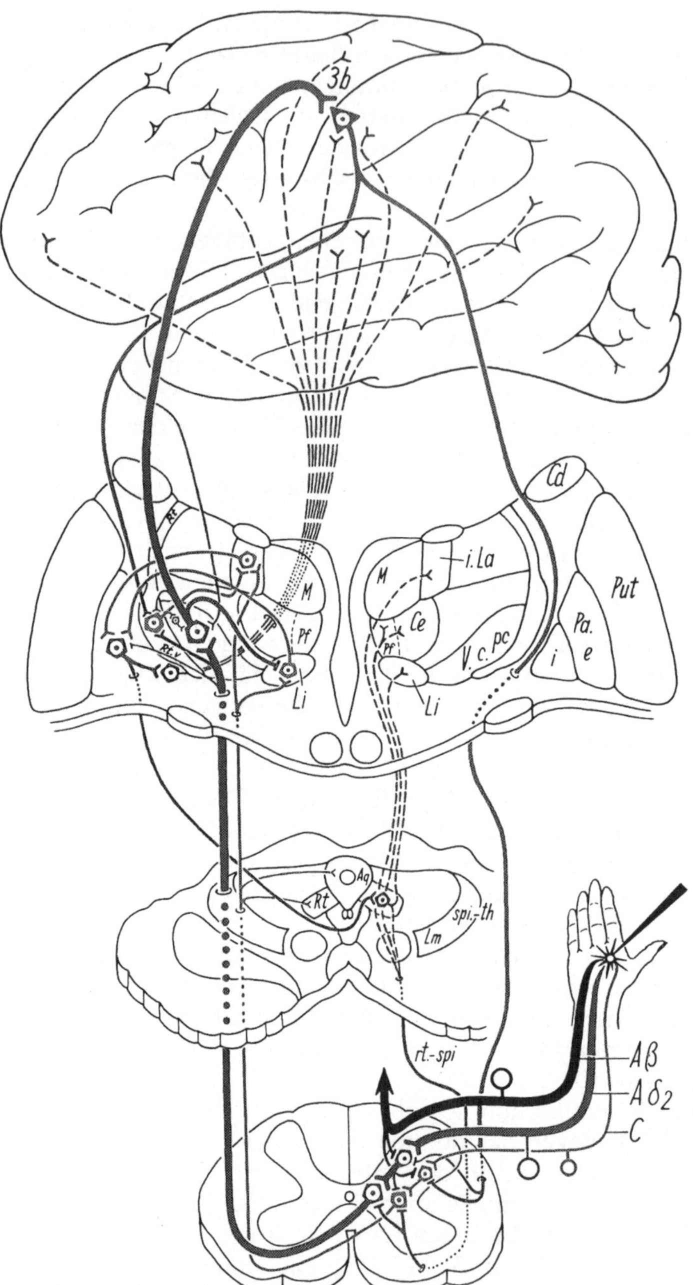

Abb. 5. Mehrfarbiges Schema der schnellen Leitungen der Schmerzempfindung *(grau)* und der langsamen Leitungen des Schmerzgefühls *(rot)*, die von einem einzigen Stichreiz in die Hand ausgehen. Die Impulse der A-β-Fasern *(schwarz)* werden über das Spinalganglion am schnellsten zum Hinterstrang geleitet, von dem deszendierende hemmende Kollateralen zu den kleinen Interneuronen des Hinterhorns gelangen. Vom gleichen Stichreiz geht, mit einer gewissen Verzögerung geleitet, eine Impulsserie durch die A-δ_2-Fasern des ersten, schnellen Schmerzes *(in grau)* bis in das Hinterhorn hinein. Sie erregt dort Interneurone, welche letztlich auf Strangzellen für den Tractus spino-thalamicus umgeschaltet werden. Von diesen A-δ_2-Fasern gehen Kollateralen zur Vorder-

Stammganglien, erreichen dann aber nicht nur ein Rindenfeld, sondern fast alle Rindenfelder (Abb. 5) einer Hemisphäre. Beim menschlichen Schmerzpatienten konnte der Nucl. limitans gelegentlich durch eine Reizelektrode elektrisch erregt werden. Wenn dies mit höherfrequenten Reizen über 20 Hz erfolgt, entsteht regelmäßig ein schlecht lokalisierbares, sehr quälendes, unangenehmes, alarmierendes Gefühl in der gegenüberliegenden Körperseite, welches die Patienten meinen nicht ertragen zu können. Vom Nucl. limitans geht die subkortikale Schmerzleitung aus. Er projiziert überwiegend – ebenso wie die intralaminären Kerne – zum äußeren Pallidumglied, von wo aus über spezifische Kerne aszendierende Fasern zu sämtlichen Feldern einer Großhirnhemisphäre ausgehen.

Die subkortikale Schmerzleitung geht allgemein über das Pallidum. Auch diejenigen spinothalamischen Fasern, die vorher in Kernen der Formatio reticularis des Mittelhirns oder im Höhlengrau des Aquädukts endigen, werden durch aszendierende Fasern zu intralaminären Thalamuskernen und über diese zum Pallidum oder auch zum Centre médian des Thalamus weitergeleitet, welches direkt zu dem Putamen und Nucl. caudatus projiziert [12, 41]. Nucl. caudatus

◄ hornganglienzelle und zu den kleinen Hinterhornzellen aus. Die C-Fasern *(in rot)* werden mit erheblicher Verspätung vom gleichen Stichreiz ausgelöst und gelangen erst verspätet durch den „gate-control"-Mechanismus in das Hinterhorn. Die Impulse der C-Fasern werden bereits präsynaptisch von den A-δ_2- und deszendierenden Kollateralen der A-β-Fasern präsynaptisch gehemmt. Außerdem stehen die Zellen des Hinterhorns unter der direkten nervösen Kontrolle der kortikospinalen Fasern aus den sensiblen und motorischen Feldern der Zentralregion und außerdem unter dem regulierenden Einfluß der retikulospinalen Fasern aus der Substantia reticularis mesencephali *(rot)*.
Die aus den Strangzellen hervorgehenden dünnen *(rote)* Fasern des Tractus spinothalamicus geben im Bereich des Mittelhirns Kollateralen zum periaquäduktalen Höhlengrau und zur Formatio reticularis mesencephali (Rt) ab. Sie endigen in den Nucl. limitans (Li) und intralaminaris des Thalamus. Beide Kerne *(rot)* projizieren zum Pallidum externum, welches direkt oder über je ein weiteres Neuron im Pallidum internum und im oralen Ventralkern des Thalamus (V.o.a) die gesamte Großhirnrinde unspezifisch zu beeinflussen vermag (*rote gestrichelte* Fasergarbe). Auch im Tractus spinothalamicus gibt es eine schnelle Fortleitung des ersten Schmerzes durch A-δ_2-Fasern und eine langsame des zweiten Schmerzes durch C-Fasern *(rot)*. Die schnelle spinothalamische Leitung des ersten Schmerzes endigt im kleinzelligen kaudalen Ventralkern (V.c.pc), welcher direkt monosynaptisch zur Area 3b in der hinteren Zentralwindung projiziert. Die langsamere Leitung des zweiten Schmerzes *(in rot)* endigt im Nucl. limitans oder im Nucl. intralaminaris thalami *(in rot)*, welche beide direkt zum Pallidum externum leiten. Einzelne Fasern der zweiten langsamen Schmerzleitung *(in rot)* neben Fasern aus der ersten schnellen Schmerzleitung endigen im Nucl. reticulatus ventrocaudalis (Rt.v.c) thalami, in der Gitterschicht lateral vom V.c.pc. Zusätzlich werden diese Nervenzellen von Kollateralen der schnellen kortikalen Schmerzleitung erregt. Die Neurone des Nucl. reticulatus thalami (Rt.v.c) leiten nicht zu Kortexfeldern, sondern zurück zum Thalamus, und zwar zu unspezifisch projizierenden Thalamuskernen, insbesondere Intralaminaris und Centre médian. Es handelt sich um einen Verstärkungsmechanismus für die von dem ersten Schmerz ausgesandten Impulse innerhalb des Thalamus („feed-back"-Mechanismus der kortikalen spezifischen Schmerzleitung). Die Nervenzellen des äußeren Pallidumglieds projizieren ihrerseits direkt durch den Thalamuskern VA unspezifisch zu fast allen Rindenfeldern.
Die andere efferente Leitung des Pallidums geht über das innere Pallidumglied über den Kern V.o.a des Thalamus zu allen Feldern der Konvexität – hier eingezeichnet Area 9, Area 6aβ, Area 3b und die parietalen Ableitungsstellen –. Daraus ergibt sich, daß das Pallidum externum und internum den Ursprung einer diffusen Verteilung der langsamen kortiko-petalen Afferenzen hervorruft. Im Rindenfeld 3b treffen die unspezifischen Impulse über die intralaminären Kerne und über das Pallidum mit den spezifischen Projektionen aus dem Nucl. V.c.pc zusammen. Dieses Wechselspiel von spezifischen und unspezifischen (langsamen) Schmerzimpulsen bildet die neurophysiologische Grundlage des Schmerzerlebnisses (modifiziert nach [40])

und Putamen haben die Kontrolle über die Erregungsbedingungen in beiden Pallidumgliedern, so daß auch auf diese Art und Weise die subkortikale Schmerzleitung zum Pallidum externum, ihrem Kulminationspunkt, gelangt.
Das Pallidum, zu dem diese Kerne direkt projizieren, ist – wie ich behaupte – nicht allein ein motorisches Zentrum, sondern ein psychomotorisches Zentrum und damit ein Zentrum der Bewußtseinsvorgänge. Das kann dadurch demonstriert werden, daß bei doppelseitiger Ausschaltung des Pallidum, wie es z. B. bei einigen Fällen von apallischen Syndromen vorkommt [39], eine dauernde Bewußtlosigkeit besteht, ebenso wie nach doppelseitiger Zerstörung der Formatio reticularis im vordersten paramedianen Mittelhirn. Als in der Frühzeit der Stereotaxie bei Parkinson-Patienten noch bilaterale Koagulationen in den Pallidumgliedern durchgeführt worden waren, kam es gelegentlich – bei ausreichend großen Koagulationsherden – zu einem Zustand eines akinetischen Mutismus oder vigilen Komas. Die Patienten haben zwar einen Schlaf-Wach-Rhythmus, aber keinerlei Bewußtseinserscheinungen. In solchen Fällen ist die Leitung von der mesenzephalen Formatio reticularis zum Kortex unterbrochen, so daß dieser nicht mehr aktiviert wird. In drei Fällen von apallischem Syndrom haben wir bilaterale Reizungen durch Platinelektroden im Zwischenhirn durchgeführt. Eine solche Patientin zeigt die Abb. 6b–f während der Reizung der Lamella pallidi interna auf der einen Seite und der intralaminären Thalamuskerne auf der anderen Seite (Abb. 6a).
Abb. 6b zeigt die Patientin mit halbgeöffneten Augen; sie blickt allerdings nur mit dem linken Auge, weil das rechte durch den schweren Schädelunfall zusätzlich eine Parese des Oberlides (N. oculomotorius) hat. Zuerst im Wachzustand, dann im Schlafzustand, der spontan eingetreten ist, führt die Reizung des Pallidum internum einer Seite und der intralaminären Thalamuskerne auf der anderen Seite zu einem Augenöffnen. Die Augen werden aus der divergenten Stellung geradeaus gerichtet. Nach Fortführung der Reizung in den pallidären Systemen kam es bei der Patientin, die ohne Reizung völlig gegen Stich- und andere Reize unempfindlich war und keinerlei Schmerzäußerungen oder Schmerzreaktionen zeigte, zur Weinerlichkeit (Abb. 6d), die sich bei Fortführung der Reizung zu einem lauten Weinen und Heulen der Patientin steigerte (Abb. 6e). Sobald die Reizung abgebrochen wurde, hörten das Weinen und der Schmerzausdruck auf, und die Patientin fiel wieder in ihren Zustand des vigilen Komas mit halbgeöffneten Augen und Divergenzstellung der Bulbi. Nach einiger Zeit kam es zu einer Schlafphase dieses vigilen Komas, wie in Abb. 6f zu sehen ist.
Wird das Pallidum bei frei beweglichen, nicht-narkotisierten Katzen umschrieben elektrisch nach der Hess-Methode gereizt, kommt es zu Wendebewegungen nach der Gegenseite, wobei auch der Kopf und der Blick nach dieser kontralateralen Seite gerichtet sind [76].
Diese zentrale Fortführung der Leitung des langsamen Schmerzgefühls durch den Nucl. limitans bzw. die intralaminären Thalamuskerne zum Pallidum hat eine große Bedeutung für die am schwersten zu beeinflussenden Schmerzzustände, nämlich die Thalamusschmerzen. Diese beruhen in der Regel auf einem Herd in dem zum Kortex projizierenden kleinzelligen Schmerzkern des Thalamus (V.c.pc), der zur Leitung der schnellen Schmerzempfindung bzw. Schmerzwahrnehmung gehört. Gerade wenn dieser Kern der kortikalen Schmerzleitung

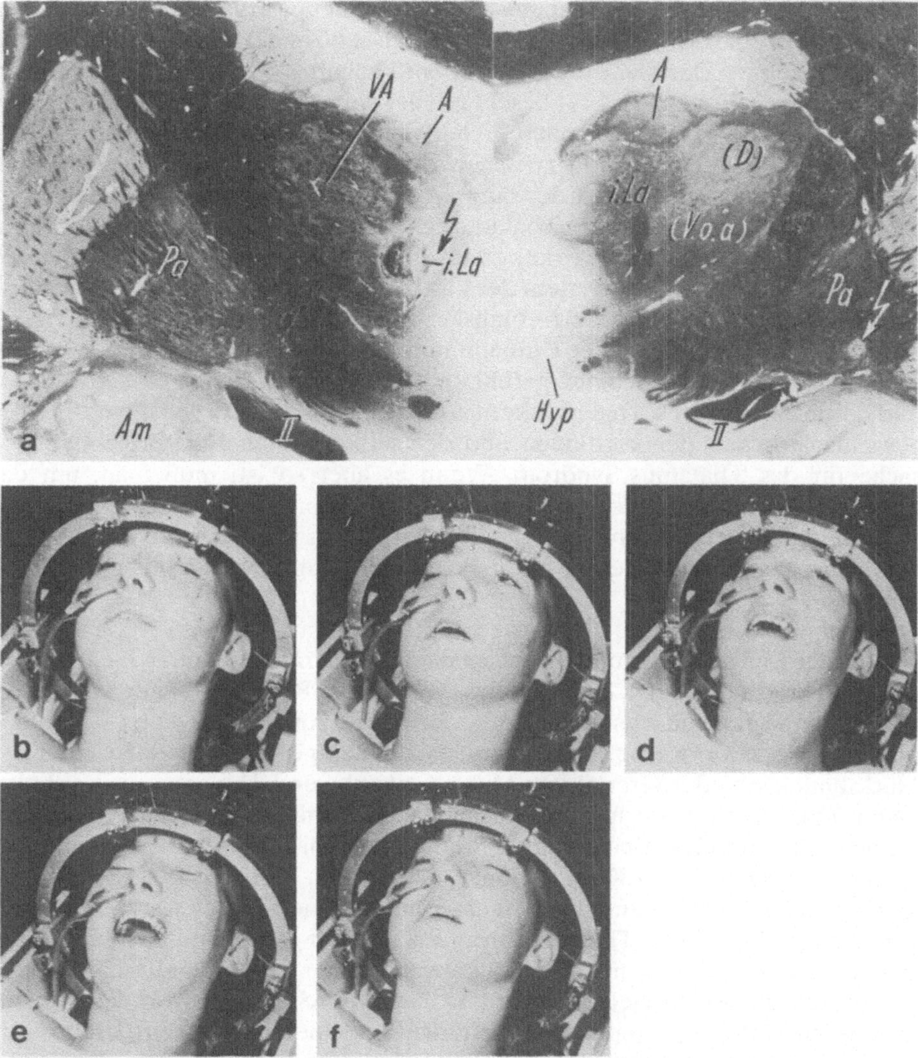

Abb. 6. Von einem Fall mit traumatischem vigilen Koma stammen die beiden Darstellungen der Reizstellen in den intralaminären Thalamuskernen links (i.La) und in der Lamella pallidi interna rechts. Die Reizung bewirkte bei einer anderen Patientin im traumatischen vigilen Koma bei Divergenzstellung der Bulbi zunächst nichts, dann etwa 30 s nach Reizbeginn öffnen sich die Lider links und das linke Auge geht in Geradeaushaltung. Nach Fortführung der Reizung kommt es zu einem Jammern und zum Gesichtsausdruck des Schmerzes, der bei weiterer Fortführung der Reizungen im Pallidum und intralaminären Thalamuskernen zum lauten Heulen wird, und zwar bei einer Patientin, die außerhalb der Stammganglienreizungen eine völlige Analgesie für Stichreize im Gesicht, an Rumpf und Armen hat. Die Abb. 6f zeigt, daß nach Beendigung der Reizungen in den pallidären, intralaminären Zwischenhirnkernen die Augenstellung wieder in Divergenz geht. Die Lidspalten bleiben zunächst noch halboffen. Während der pallidären Reizungen Schmerzäußerungen mit Schmerzvokalisation und Weinen. Dieser Reizeffekt ist auf die Dauer der elektrischen Reizung beschränkt

ausgefallen ist, entsteht ein Thalamus-Syndrom mit unerträglichen, brennenden Schmerzen in einer Körperregion, die für Stich- und andere schmerzhafte Reize unempfindlich ist. Der kleinste Herd, der ein Thalamus-Syndrom hervorgerufen hat, ist der von HOFFMANN [47] beschriebene, ein etwas größerer der von GARCIN und LAPRESLE [29]. Demnach gibt es innerhalb des Thalamus auch eine antagonistische Beeinflussung zwischen dem System der schnellen Schmerzempfindung und dem System des langsamen Schmerzgefühls. Die schnelleren Systeme haben im Bereich des Thalamus ebenso wie im Bereich der Substantia gelatinosa eine hemmende Wirkung auf die langsamer geleiteten Systeme des Schmerzgefühls. Wenn das System der kortikalen schnellen Schmerzleitung ausgefallen ist in seinem Hauptvertretungskern, dem V.c.pc (oder VPI) des Thalamus, dann kommt es zu einer Enthemmung der subkortikalen Schmerzleitung bzw. der Kerne für das Schmerzgefühl im Thalamus, nämlich des Nucl. limitans und der intralaminären Thalamuskerne. Offenbar ist die Störung dieses Gleichgewichts zwischen der kortikalen und der subkortikalen Schmerzleitung Ursache für das Thalamus-Syndrom. Wenn es aber so ist, muß man, um das Thalamus-Syndrom mit seinen unerträglichen spontanen Schmerzzuständen zu beseitigen, denjenigen Kern im Thalamus ausschalten, der die Impulse des langsamen Schmerzgefühls zum Pallidum weiterleitet, nämlich den Nucl. limitans.

Dies haben HASSLER und RIECHERT [42], bei einem Patienten mit Pancoast-Tumor der Lungenspitze und unerträglichen Schmerzzuständen in Plexus cervicalis und brachialis rechts durchgeführt. Bei diesem Patienten wurde auf stereotaktischem Wege zunächst der Schmerzkern, der zum Kortex leitet – V.c.pc – aufgesucht und dort eine Koagulation (Abb. 7a) gesetzt, vor allem aber der Nucl. limitans an der Grenze von Mittelhirnhaube und Thalamus ausgeschaltet (Abb. 7b). Dieser Kern hat mit Ausnahme seiner medialsten Partie alle seine Nervenzellen durch die beiden gut erkennbaren Koagulationen eingebüßt. Der Patient war nach diesen Koagulationen befreit vom Plexusschmerz rechts.

Bei einem anderen Patienten mit einem Stumpfschmerz haben wir ebenfalls den kleinzelligen kortikalen Thalamuskern (V.c.pc) und gleichzeitig den Nucl. limitans koaguliert. Bei diesem Patienten kam es zu einer dauernden Beseitigung des Schmerzes, ebenso in vielen Fällen von Phantomschmerzen, von denen keine Autopsien vorliegen. Aus diesen Befunden und therapeutischen Erfahrungen ist zu entnehmen, daß es tatsächlich eine Balance zwischen den Erregungen des langsamen, anhaltenden Schmerzgefühls und den Systemen der schnellen und kurz dauernden Schmerzwahrnehmung gibt. Wenn diese Balance gestört ist durch Ausfall des einen Systems, muß das andere System zusätzlich ausgeschaltet werden.

Daß tatsächlich das Pallidum etwas mit den Bewußtseinsvorgängen zu tun hat, lehren die doppelseitigen Pallidumläsionen, die in weniger als 30% als pathologisch-anatomisches Substrat des apallischen Syndroms gefunden werden. Die bilateralen Pallidumläsionen haben die gleiche Wirkung auf die Bewußtseinslage wie die bilateralen Zerstörungen der Formatio reticularis des Mittelhirns [39]. Die Patienten sind komatös, haben aber nach einiger Zeit einen Schlaf-Wach-Rhythmus: Coma vigile (Abb. 6f). Demnach ist das Pallidum das entscheidende Zentrum für den langsamen Schmerz bzw. das Erlebnis des anhaltenden Schmerzgefühls. Das war das Ergebnis der Reizung am komatösen Men-

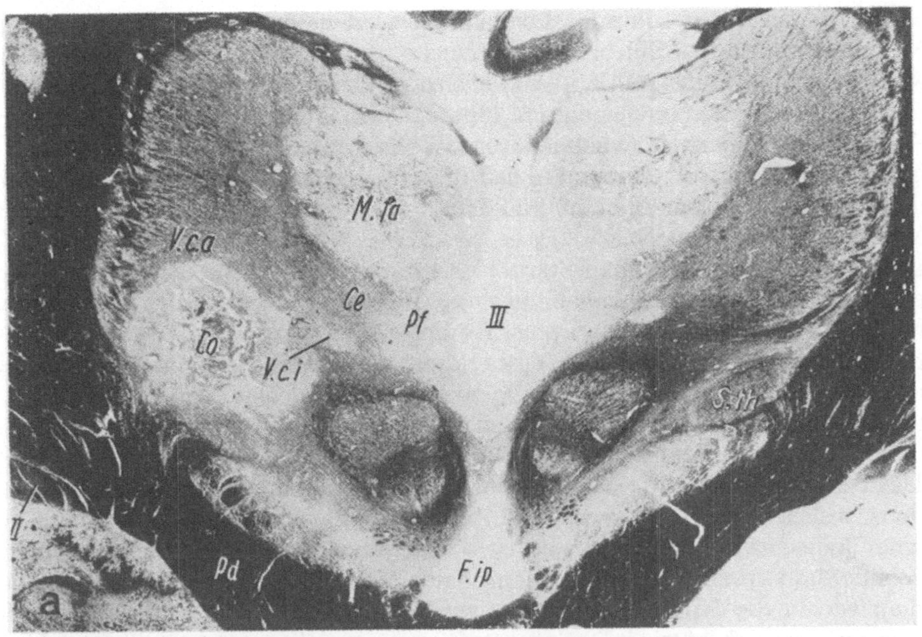

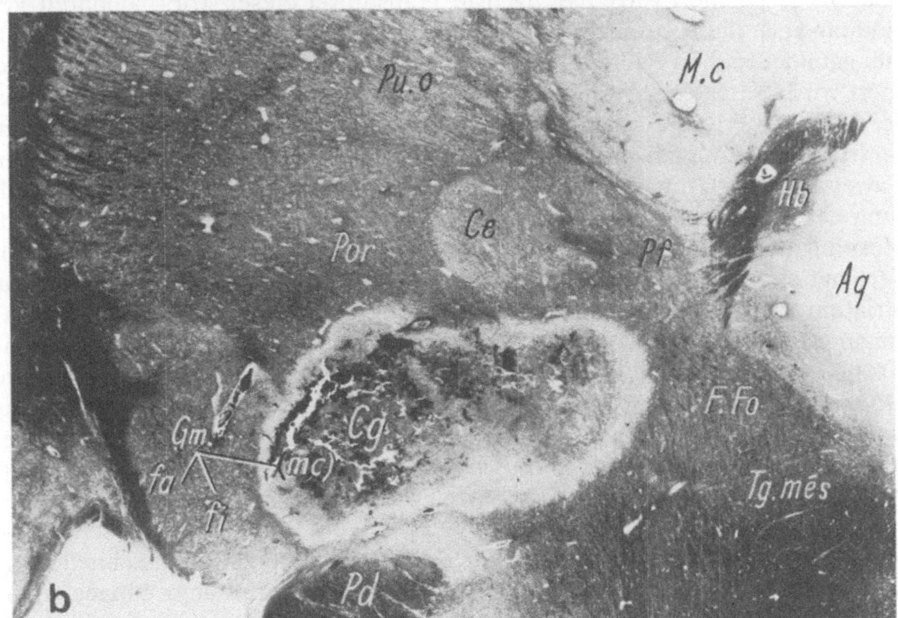

Abb. 7. a Bei einem Pancoast-Tumor der rechten Lungenspitze mit neuralgischen Schmerzen im Plexus brachialis und cervicalis rechts ergab die stereotaktische Koagulation einen großen Koagulationsfokus (CO) in der Basis des ventro-kaudalen Thalamuskerns, insbesondere seines kleinzelligen Anteils, der bis zum Nucl. reticulatus thalami reicht. **b** Beim gleichen Patienten wurden weitere Koagulationen im Nucl. limitans gesetzt, die hier dargestellt sind. Sie sitzen recht genau in der Grenze zwischen Mittelhirnhaube und Thalamus in der Verlängerung der Achse vom Gangl. habenulae ausgehend bis zum Oberrand des Pedunculus. Dabei wurde auch der magno-zelluläre Teilkern des medialen Kniehöckers mitkoaguliert (Gm.mc). Der klinische Effekt war die komplette Beseitigung der spontanen und evozierten Schmerzen für die Zeit bis zum Tode. Der Patient hatte eine kontralaterale Hemianästhesie und Hemianalgesie (nach [38])

schen. In den letzten 4 Jahren ist bekannt geworden, daß das Pallidum von allen Kernen des Gehirns, die bisher untersucht wurden, den höchsten Gehalt an Metenkephalin besitzt [49, 50]. Die nächst niedrigeren Metenkephalinkonzentrationen finden sich im Caudatum, Putamen und Fundus striati, also Teilen des Striatums. Alle diese Teile haben direkte Verbindungen zum äußeren Pallidumglied, und ich möchte annehmen, daß dieses Verhältnis von 76 zu 10 zwischen den striatalen Zentren und dem Pallidum auf die Bildung bzw. Speicherung der Metenkephaline hinweist.

Die Arbeit von SIMANTOV u. Mitarb. [100] zeigt, daß nicht nur das Pallidum und das Striatum reich an Enkephalinen sind, sondern gleichzeitig reich an Rezeptoren für Opiate wie Dihydromorphin. Es muß betont werden, daß diese Parallelität zwischen Gehalt an Opiatrezeptoren und an Enkephalinen nicht vollständig ist. Der Mandelkern ist das an Opiatrezeptoren reichste Zentrum, während unter den Enkephalinen hauptsächlich der Kopf des Caudatum bzw. das Pallidum alle anderen Kerne übertrifft.

Das Pallidum steht unter der fördernden und hemmenden Kontrolle des Striatums, welches direkte neuronale Verbindungen zum Pallidum aussendet. Der eine Transmitter dieser Neurone ist die hemmende GABA, die im Striatum gebildet und durch die direkten neuronalen Verbindungen sowohl in das Pallidum wie in die Nigra transportiert wird, wo sie in hoher Konzentration in Boutons gespeichert wird. Der nächste Transmitter dieser strio-pallidären Verbindungen ist die Substanz P, die vorwiegend in den rostralen Teilen des Caudatum gebildet und im Pallidum internum [54] bzw. in der rostralen Nigra gespeichert wird. Nach Zerstörung des Caudatum bzw. des Putamen sinkt der Gehalt der Substanz P im Pallidum stark ab. Das Striatum ist ein großes Regulationszentrum, nicht nur für die Lokomotion und für die psychische Zuwendung und Zuwendung der Aufmerksamkeit, sondern auch ein Zentrum für die Regulierung der Wahrnehmungen und der Perzeptionen. Eigenartigerweise greift das Morphin an bestimmten neuronalen Systemen des Striatums stark an; insbesondere hat es zur Folge, daß die Glutaminsäure, die von kortikalen Feldern zum Striatum transportiert wird, stark abfällt [83], ebenso wie nach bilateraler Abtragung des präfrontalen motorischen, sensomotorischen und prämotorischen Kortex. Gleichzeitig bewirkt das Morphin eine Steigerung des „turn-over“ von Dopamin im Striatum, während die Konzentration des Dopamins im Striatum sich nicht verändert. Etwas Ähnliches gilt für das Serotonin; der „turn-over“ des Serotonins wird durch systemische Morphingaben stark gesteigert, aber die Konzentration des Serotonins im Striatum fällt sogar ab.

Zusammenfassend ein Hinweis auf die doppelte Schmerzleitung: Schnelle kortikopetale Leitung des ersten Schmerzes (Schmerzempfindung), hingegen langsame subkortikale Leitung des zweiten Schmerzes, besser des anhaltenden Schmerzgefühls. Auch im Rückenmark und Hirnstamm unterscheiden sich die Bahnen des langsamen und des schnellen Schmerzes durch ihre Leitungsgeschwindigkeit. Vom Thalamus aus schalten jedoch diese Bahnen des Schmerzgefühls nicht den Kortex ein, sondern indirekt das Pallidum. Das Pallidum ist wahrscheinlich der Ort, wo die Erregungen des Schmerzgefühls die Schwelle des Bewußtseins überschreiten. Gleichzeitig ist das Pallidum das Zentrum des Gehirns mit der höchsten Konzentration an Metenkephalin. Erregungen der Systeme des schnellen, ersten Schmerzes sind antagonistisch zu denen des zweiten, langsamen Schmerzes in allen Ebenen: Substantia gelatinosa, Formatio reticularis und in den spezifisch und unspezifisch projizierenden Thalamuskernen. Durch elektrische Reizung des Pallidum können bei Patienten, die sonst gegen Schmerzreize, die auf die Haut wirken, völlig unempfindlich sind, Schmerzausdruck und Schmerzäußerungen hervorgerufen werden. Weil gleichzeitig das Pallidum das Zentrum der höchsten Konzentration an Metenkephalinen ist, scheint das Pallidum auch bei den Problemen der Resistenz und der Abhängigkeit von Opiaten eine entscheidende Rolle zu spielen. Wenn man den Schmerz als eine Bewußtseinserscheinung auffaßt, muß man auch zugeben, daß der Schmerz die Schwelle des Bewußtseins erst in den unspezifischen Thalamus-Neuronen-Systemen überschreitet, die direkt zum Pallidum leiten.

2. Opiat-Partialagonisten

A. HERZ

Wenn man sich mit dem Pentazocin beschäftigt, muß man sich in erster Linie klarmachen, daß es sich um einen typischen Partialagonisten handelt, und es damit gegenüber den meisten anderen als Analgetika verwendeten Opiaten eine gewisse Sonderstellung einnimmt. Die Partialagonisten ordnen sich auf der Skala der Opiate zwischen den Substanzen mit ausschließlich agonistischen Eigenschaften und den reinen Antagonisten ein. Die in jüngerer Zeit entwickelten Vorstellungen vom Wirkungsmechanismus der Opiate am Rezeptor helfen auch die Wirkung der Partialagonisten zu verstehen.

Es kann heute kein Zweifel mehr bestehen, daß die Opiate mit ganz bestimmten Bestandteilen der Nervenzellmembran, den Opiatrezeptoren, in Wechselwirkung treten. Diese Rezeptoren sind heute biochemisch wie autoradiographisch nachgewiesen, und ihre Verteilung und ihre Charakteristika sind in vielfältiger Weise studiert worden. Bei der Interaktion der Opiate mit diesen Rezeptoren sind zwei Parameter zu unterscheiden, nämlich die *Affinität* und die *„intrinsic activity"* der jeweiligen Opiate. Die Affinität ist Ausdruck des Bindungsvermögens der Liganden; je höher diese Affinität ist, um so kleinere Dosen der Substanz sind in der Lage, die für die Auslösung einer bestimmten Wirkung erforderliche Rezeptorbesetzung herbeizuführen. Unter „intrinsic activity" verstehen wir die Fähigkeit einer Substanz, nach der Bindung an den Rezeptor eine Wirkung auszulösen. Es wird heute angenommen, daß dies mit einer Änderung der Konformation des Rezeptors einhergeht, wodurch dann eine Reaktionskette in Gang gesetzt wird. Die reinen Agonisten haben eine volle „intrinsic activity". Damit richtet sich ihre Wirkungsstärke ausschließlich nach der Affinität; bei genügend hoher Dosierung der Agonisten führen auch die Substanzen mit niedriger Affinität zu einer vollen Wirkung. Substanzen mit fehlender „intrinsic activity" hingegen lösen trotz Bindung an den Rezeptor keine Konformationsänderung und damit keine Wirkung aus. Sie verhindern aber die Bindung der Agonisten. Dazwischen liegen die Partialagonisten, die eine gewisse, aber nicht volle „intrinsic activity" haben. Bei ihnen ist die Dosen-Wirkungsbeziehung komplizierter als bei den reinen Agonisten, und oftmals wird nicht die volle Wirkung erreicht.

Beide Größen, Affinität und „intrinsic activity" sind nicht miteinander gekoppelt und unabhängig voneinander variabel. Dies zeigt die Abb. 8 am Beispiel einiger typischer Vertreter. Auf der linken Seite stehen die reinen oder praktisch reinen Agonisten. Morphin z. B. weist nur eine mittlere Affinität zum Rezeptor auf. Zu den Agonisten mit sehr hoher Affinität zählt z. B. das Etorphin, bei dem $^{1}/_{1000}$ der Morphindosis genügt, um vergleichbare Wirkungen auszulösen. Einen reinen Agonisten stellt auch das Codein dar, das eine sehr ge-

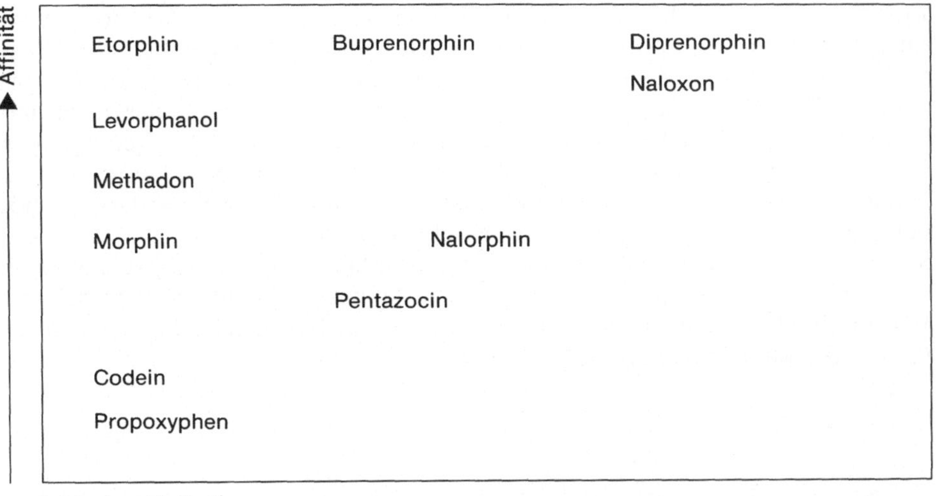

Abb. 8. Einordnung verschiedener Opiate entsprechend ihrer Rezeptoraffinität und „intrinsic activity". Die Affinität steigt von unten nach oben und die „intrinsic activity" von rechts nach links an

ringe Affinität besitzt. Auf der rechten Seite stehen Substanzen mit fehlender oder praktisch fehlender „intrinsic activity", aber sehr hoher Affinität: Naloxon und Diprenorphin. In der Mitte finden sich die Partialagonisten, von denen das Pentazocin eine relativ niedrige Affinität aufweist, d. h. es werden relativ hohe Dosen benötigt, um eine Wirkung zu erzielen.

Einen Partialagonisten mit sehr hoher Affinität stellt das Buprenorphin dar. Das Besondere an diesem Partialagonisten ist, daß er eine glockenförmige Dosen-Wirkungskurve aufweist (Abb. 9). Mit steigender Dosierung erreicht die analgetische Wirkung ein Maximum (das unter der durch Morphin erzielbaren Wirkung liegt), um bei weiterer Erhöhung wieder auf annähernde Normalwerte

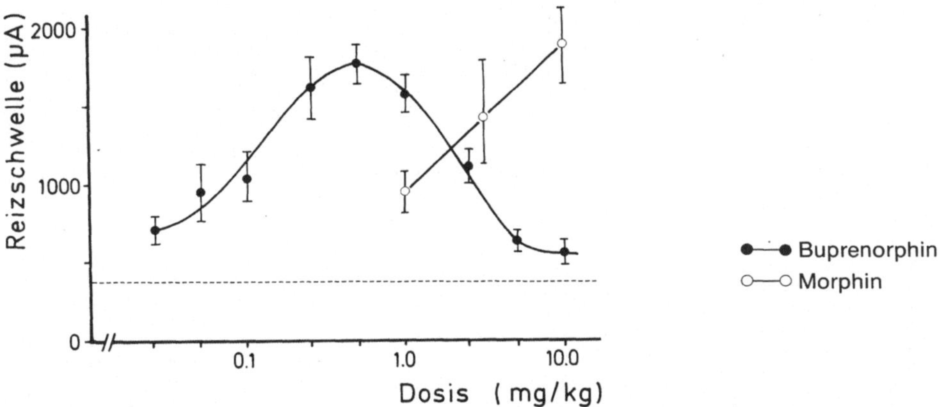

Abb. 9. Dosen-Wirkungsbeziehung für die Hemmung der Schmerzreaktion (Vokalisation) nach elektrischer Schwanzwurzelreizung an der Ratte nach Applikation steigender Dosen von Buprenorphin und Morphin

abzufallen. Dieses sehr interessante Phänomen, das wir zur Zeit noch nicht zufriedenstellend interpretieren können, zeigt, daß in Abhängigkeit vom Ausmaß der Rezeptorbesetzung agonistische und antagonistische Wirkungsqualitäten derselben Substanz miteinander konkurrieren. Auch bei anderen Partialagonisten, z. B. dem Pentazocin, kann man unter bestimmten Bedingungen mehrphasische Dosen-Wirkungsverläufe beobachten. Hier ist es oft so, daß bei Erreichen einer bestimmten submaximalen Wirkung die weitere Dosenerhöhung keine weitere Verstärkung des Effekts bewirkt.

So führt die Vereinigung agonistischer und antagonistischer Eigenschaften in einem Opiatmolekül zu einem von reinen Agonisten qualitativ abgrenzbaren Wirkungsbild; dies schlägt sich, wie wir wissen, auch in speziellen Gegebenheiten bei der klinischen Anwendung nieder.

Diskussion

Kubicki: Für die Diskussion, meine Damen und Herren, darf ich einleitend vielleicht einen Wunsch anmelden. Beide Vortragende waren so vorsichtig, nicht zu spekulieren. Das kann ich vollauf verstehen. Trotzdem würde ich gern ein wenig Spekulation provozieren, denn irgendwie interessiert natürlich die Frage, ob die Daten in irgendeiner Weise für die Interpretation der physischen und psychischen Abhängigkeit verwendbar sind, ob sie uns halbwegs helfen können, insbesondere das Phänomen der psychischen Abhängigkeit zu interpretieren. Mir fiel z. B. auf, daß Herr HASSLER den vorderen Hippokampus gar nicht erwähnt hat, der ja sicher in die zentrale Schmerzverarbeitung einbezogen wird, wenn man an die Befunde von MCKENZIE und BEECHEY [70, 71] erinnert, die gezeigt haben, daß Morphinderivate den Input zum Hippokampus blockieren, und ich könnte mir z. B. vorstellen, daß eben die Einbeziehung weiterer Strukturen in den Prozeß der zentralen Schmerzverarbeitung einiges mehr zum Problem der Abhängigkeit beitragen könnte. Wie weit wären z. B. in Ihren Daten, Herr HERZ, Anstöße für eine Denkrichtung zu finden in bezug auf die Interpretation solcher Begriffe, die für uns in der Klinik eine so große Rolle spielen. Daß der antagonistische Agonismus, also der Partialagonismus, für sich eine geringere Abhängigkeit garantiert, kann als überholt gelten. Das war eine Vermutung, als das Pentazocin noch alleine diese Gruppe vertrat. Nachdem das Tilidin auf den Markt kam, das ebenfalls zu dieser Klasse gehört, hat sich gezeigt, daß der antagonistische Agonismus alleine offensichtlich nichts über das Abhängigkeitspotential besagt.

Herz: Darf ich kurz fragen? Sie sagten, das Tilidin sei in Ihren Augen ebenfalls ein Partialagonist? Über partialagonistische Eigenschaften von Tilidin ist mir eigentlich nichts bekannt. Ich glaube, Tilidin ist ein reiner Agonist.

De Castro: Ich bin ziemlich sicher, daß Tilidin ein Partialagonist ist. Man kann fentanylbedingte Atemdepressionen mit Tilidin-Dosen teilweise aufheben. Dann kommt es allerdings zu einem Rückfall. Es gibt demnach wohl doch einen Antagonismus zwischen Tilidin und Fentanyl und anderen Opiaten.

Kubicki: Vielleicht wäre jetzt der Vortrag von Frau FREUND über den Vergleich von Pentazocin und Tilidin am Platz, der uns zu diesem Punkt einen Beitrag geben kann. Bitte, Frau FREUND.

3. Partialagonisten im elektroenzephalographischen und elektronystagmographischen Vergleich

G. FREUND und ST. KUBICKI

Nachdem Pentazocin über Jahre hin der einzige Vertreter der Gruppe der Partialagonisten (antagonistischen Agonisten) war, ist es reizvoll zu untersuchen, inwieweit die neueren Substanzen dieser Gruppe vom Verhalten des Pentazocin abweichen. Wir zogen zunächst Tilidin zum Vergleich im EEG und ENG heran.

Es zeigte sich, daß beim Kaninchen beide Substanzen prinzipiell die gleichen Wirkrichtungen aufwiesen, daß jedoch Pentazocin durchweg etwas ausgeprägtere antagonistische und agonistische Eigenschaften entfaltete. Als analgetisch äquipotente Dosen wurden 15 mg Pentazocin und 25 mg Tilidin miteinander verglichen, teils innerhalb von 60, teils in 20 Sekunden intravenös appliziert. Die Wirkungsunterschiede waren überwiegend quantitativer Natur. Unter Tilidin setzten die Zeichen der zentralen Dämpfung im EEG verzögerter ein, wobei dann allerdings im weiteren Verlauf die langsamen Frequenzen im EEG als Ausdruck der Dämpfung gegenüber Pentazocin überwogen.

Pentazocin vor Fentanyl appliziert, verhindert dessen dämpfenden Effekt in Form massiver Frequenzverlangsamungen und Amplitudenerhöhungen. Drei Minuten vor der Fentanylapplikation hat Tilidin den gleichen Effekt wie Pentazocin; wird der Partialagonist jedoch 30 Minuten vor Fentanyl gegeben, so bleibt die antagonistische Wirkung des Tilidin deutlich geringer.

Auch der Antagonismus nach vorheriger Gabe von Fentanyl ist bei analgetisch äquipotenten Dosen unter Pentazocin deutlich stärker als unter Tilidin. Andererseits war die Krampfneigung bei der gleichen Kaninchenpopulation unter Tilidin größer.

Elektronystagmographisch zeigte sich das gleiche Grundverhalten (Methodik s. [32, 33]). Zu unterscheiden sind drei Abschnitte:

- erstens die exzitatorische Phase in der 2.–7. Minute nach der Injektion,
- zweitens die Übergangsphase in der 8.–12. Minute und
- drittens die anschließende Dämpfungsphase, die bis zur 50. Minute gemessen wurde (Abb. 10).

Die Graphik zeigt deutlich, daß bei äquipotenten Dosen der exzitatorische Effekt unter Pentazocin sehr viel deutlicher ist als unter Tilidin. In der Übergangsphase nähern sich beide Gruppen einander an. Unter Pentazocin kommt es schließlich zu einer sekundären Dämpfung, die tendenziell, wenn auch nicht in allen Fällen, signifikant unter dem Ausgangswert liegt. Bei Tilidin blieb dagegen der postrotatorische Nystagmus weiter über dem Ausgangsniveau; mit anderen Worten entfaltet Tilidin eine weniger ausgeprägte, jedoch länger anhaltende Exzitation.

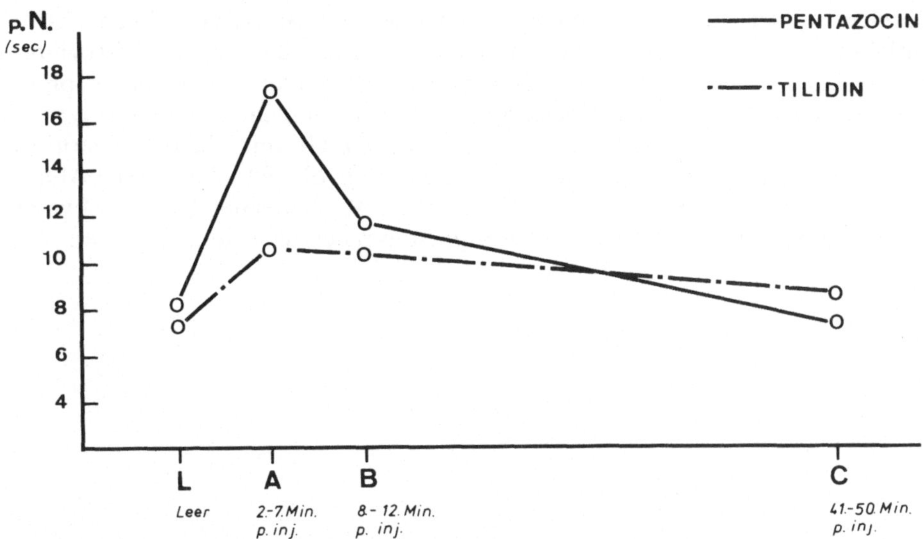

Abb. 10. Wirkvergleich von analgetisch äquipotenten Dosen von 15 mg Pentazocin und 25 mg Tilidin intravenös auf den postrotatorischen Nystagmus (p.N.) des Kaninchens. L = Mittelwert aus 10 Leerdrehungen (Methodik in 32, 33). A = exzitatorische Phase in der 2.–7. Minute post injectionem. B = Übergangsphase in der 8.–12. Minute. C = Endwert aus der sekundären Dämpfungsphase von der 41.–50. Minute. Die Mittelwertkurve zeigt deutlich die stärkere Exzitation und ausgeprägtere Dämpfung unter Pentazocin

Von besonderem Interesse ist der Effekt der jüngsten Substanz aus der Gruppe der Partialagonisten, des Buprenorphin, auf EEG und postrotatorischen Nystagmus. Bereits die *EEG-Veränderungen* wichen in einigen Punkten von denen des Pentazocin ab:

- erstens setzt die Buprenorphinwirkung etwas verzögert ein und
- zweitens fehlt ihr das Merkmal der Exzitation völlig.

Im *postrotatorischen Nystagmus* fand sich dagegen überraschenderweise überhaupt kein Effekt. So erhob sich die Frage, ob Buprenorphin etwa die Rezeptoren im metenzephalen Bereich gar nicht besetzen würde. Versuche gegen Fentanyl zeigten jedoch, daß Buprenorphin auch die Rezeptoren dieses Bereichs beansprucht, denn

- erstens blieb eine 4 Minuten nach Buprenorphin applizierte Dosis von 0,1 mg Fentanyl völlig wirkungslos und
- zweitens hob Buprenorphin einen bereits bestehenden Fentanyleffekt, d. h. die völlige Auslöschung des postrotatorischen Nystagmus, abrupt auf.

Das bedeutet, daß das hochpotente Buprenorphin die metenzephalen Morphinrezeptoren – wie alle anderen Opioide – besetzt, in diesem Bereich jedoch – wie ein ideales Antidot – keinerlei eigene Eigenschaften entfaltet.
Diese Befunde erscheinen uns außerordentlich aufschlußreich, denn sie weisen darauf hin, daß die Wirkung von Opioiden in den einzelnen Rezeptorarealen unterschiedlich stark sein kann, und zwar so, daß in einzelnen zentralnervösen

Bereichen überhaupt keine dämpfenden oder exzitatorischen Eigenschaften entfaltet werden. Daraus kann geschlossen werden, daß solch eine Dissoziation der Wirkungen – vielleicht in geringerem Ausmaß als hier beim Buprenorphin – auch für die anderen Opioide besteht. Es dürfte auch nicht ausgeschlossen sein, daß solch eine Dissoziation anders über die Areale mit Morphinrezeptoren verteilt ist. Mit anderen Worten, es wäre zu prüfen, ob nicht die geringe Abhängigkeitsrate des Pentazocin auf einem solchen Mechanismus beruht, etwa auf einer verminderten Aktivität an den hippokampalen Morphinrezeptoren.

Diskussion

Herz: Erstens gibt es meines Wissens an isolierten Organen keinen Anhalt für eine partialagonistische Eigenschaft von Tilidin. Zweitens ist Tilidin ein sehr undankbares Objekt, weil es – und darüber besteht heute kein Zweifel mehr – selber keine opiatartige Wirkung hat, sondern nur seine metabolischen Produkte. Damit wird natürlich die Untersuchungssituation viel komplizierter. Drittens kommt hinzu, und das betrifft vielleicht die atemstimulatorische Wirkung, die Herr De Castro gerade erwähnt hat: Das Tilidin ist eine relativ schwach wirksame Substanz. Wir brauchen relativ hohe Dosen und kommen dadurch relativ schnell in einen Wirkungsbereich, wo unspezifisch exzitatorische Wirkungen vorstellbar sind, die gar nichts mit dem Opiatrezeptor zu tun haben. Soviel zum Tilidin.
Ich glaube, sehr viel kann das Prinzip der Partialagonisten a priori nicht zum Verständnis von Sucht und Abhängigkeit beitragen, wenn man vielleicht von der Tatsache absieht, daß wir hier flachere Dosen-Wirkungskurven haben als bei den reinen Agonisten; deswegen ist die Wirkung nicht so abrupt oder nicht so ausgesprochen, natürlich auch nicht das „high". Nicht umsonst wird doch Heroin und nicht Morphin genommen: weil es eben schneller in das Gehirn permeiert, weil schon nach Sekunden eine volle Wirkung da ist und dadurch das orgastische Gefühl besonders ausgeprägt ist. Das ist natürlich bei den Partialagonisten nicht der Fall. Dies kann durchaus dazu beitragen, daß das Abhängigkeitspotential einer Substanz, welche beide Wirkungen in sich vereinigt, schwächer ist, insbesondere, wenn es eine Substanz ist, die im Spektrum der Substanzen recht nahe am „antagonistischen" Ende liegt. So glaube ich, daß das Prinzip der Partialagonisten, deren Rezeptorwirkungen ich Ihnen deutlich zu machen versuchte, nicht sehr viel zum Verständnis der psychischen Abhängigkeit als solcher beiträgt.

Kubicki: Nun habe ich in Erinnerung, daß Sie zum Problem der Abhängigkeit und der Abhängigkeitsbewertung einer Substanz aus Ihren Befunden früher doch einmal Stellung bezogen haben.

Herz: Ich glaube, daß es mehr eine Erfahrungstatsache ist, daß z. B. die Häufigkeit des Abusus bei Pentazocin sehr klein ist.

Kubicki: Darf ich dann jetzt die Frage an Herrn Hassler richten, inwieweit er bei seinen klinischen Untersuchungen Hinweise fand, die uns helfen könnten bei der Definition der Abhängigkeit.

Hassler: Für mich spielt das Problem insofern eine Rolle, als wir Patienten von den stereotaktischen Schmerzoperationen ausschließen, wenn sie morphinabhängig sind. Der Schmerz ist ohne Zweifel eine subjektive Erscheinung. Wenn ein Patient nach der Operation sagt, er habe Schmerzen, kann ich ihm das nicht widerlegen, und ich kann auch nicht unterbinden, daß er in Praxen Morphium bekommt. Die erste bewußtseinsfähige Ebene für den Schmerz wäre die Verbindung von den intralaminären, unspezifischen Kernen zum Pallidum, und die zweite Ebene, die ich angesprochen habe, wäre das Stirnhirn, also ein Organ für die Repräsentation. Alle unsere peripheren Organe, unsere Erlebnisse mit den Sinnesorganen, sind in unserer Großhirnrinde repräsentiert, aber die Persönlichkeit selbst wird durch das präfrontale Hirn noch einmal insgesamt repräsentiert. Daher die Wirksamkeit von Mitteln bzw. Operationen, die am Präfrontalhirn angreifen. Bei chronischen Schmerzzuständen spielt offenbar auch ein Lerneffekt eine Rolle und dieser ist es, den Herr Kubicki mit den Experimenten von McKenzie und Beechey [70, 71] über den inneren vorderen Hippokampus angesprochen hat. Der Hippokampus ist mit großer Wahrscheinlichkeit ein Organ zur Verfestigung unserer Wahrnehmungen oder zur Umbildung unserer Wahrnehmungen in Erinnerungsspuren, in Engramme; das scheint seine wesentliche Funktion zu sein, und sie spielt bei Schmerzerlebnissen eine große Rolle. Jeder, der klinisch mit Schmerzpatienten zu tun hat, weiß, daß diese den Schmerz manchmal geradezu erwarten. Es ist eine Erwartungshaltung auf den Schmerz vorhanden, die sicherlich mit dem Hippokampus zusammenhängt. Man könnte noch anführen, daß der Amygdala, der Mandelkern, in diesem Hirnbereich wohl die höchste Konzentration an Opiatrezeptoren hat – Herr Herz müßte mich da notfalls verbessern. Außerdem ist der Mandelkern dem vorderen Hippokampus dicht benachbart und steht auch in enger funktioneller Beziehung zu ihm. Von dieser Seite her könnte man wiederum einen gewissen Zusammenhang zur Abhängigkeit annehmen.

Coper: Psychische Abhängigkeit und Toleranz müssen zwar nicht miteinander verknüpft sein, das zeigt z. B. Kokain. Aber wäre es nicht denkbar, daß bei Partialagonisten gegen bestimmte pharmakologische, agonistische Effekte eine Toleranz auftritt, damit ein relatives Übergewicht des antagonistischen Anteils besteht und aus diesem Grunde das Abhängigkeitspotential geringer ist als bei reinen Agonisten?

Herz: Ich glaube, das ist durchaus denkbar. Es besteht ja eine unterschiedliche Affinität verschiedener Agonisten und Partialagonisten zu verschiedenen Rezeptoren. Es gibt da durchaus paradoxe Effekte, z. B. daß offenbar das Cyclazocin an *einem* Rezeptor agonistische, am *anderen* antagonistische Wirkung haben soll. Ich möchte sagen, daß unsere Kenntnisse bis heute noch nicht so gesichert sind, wie man sich das wünschen würde. Dieses Forschungsgebiet ist ja erst ganz jung, und man wird noch ein bißchen Geduld haben müssen. Doch bereits nach diesen vorläufigen Untersuchungen ist es ja so, daß die Wirkung auf verschiedene Rezeptoren in unterschiedliche Richtung geht. So ist es theoretisch durchaus denkbar – obwohl der Gedanke etwas gewagt erscheint – daß eine Substanz am Schmerzrezeptor, den man heute vorwiegend in dem μ-Rezeptor sieht, eine agonistische Wirkung und an einem anderen Rezeptor, der die „Happiness“

macht (und im limbischen System sitzt), eine antagonistische Wirkung entfaltet. Das wäre natürlich ein fast nicht zu erhoffender Idealfall. Es könnte durchaus sein, daß die künftige Entwicklung in eine solche Richtung läuft. Sie müssen sich jedoch vorstellen, wie außerordentlich schwierig es ist, diese sog. Multiplizität der Rezeptoren zu erfassen. Sie ist in den letzten zwei, drei Jahren sehr gut an peripheren Organen untersucht worden, so am Vas deferens der Ratte, am Vas deferens der Maus und am Darm des Meerschweinchens, die ideale Testobjekte darstellen und schöne Dosen-Wirkungskurven liefern. Für das zentrale Nervensystem ist es ungleich komplizierter, verläßliche Daten zu bekommen. Auf der ganzen Welt arbeitet man im Moment daran, aufzudecken, welche Wirkungen mit welchen Rezeptoren im zentralen Nervensystem verknüpft sind. Es gibt darüber im Moment kaum ganz sichere Daten, doch in ein paar Jahren wird man darüber bestimmt mehr wissen, und ich glaube, daß man gewisse Hoffnungen haben kann.
Vielleicht noch ein Wort zu dem, was Sie vorher ganz allgemein zu Partialagonisten sagten, nämlich die Frage, ob das Prinzip der Partialagonisten vielleicht geeignet ist, den Weg zu einem nicht suchtmachenden Analgetikum zu finden. Ich habe als letztes das Buprenorphin erwähnt mit seiner glockenförmigen Dosen-Wirkungskurve. Es wird heute behauptet, daß das Buprenorphin keine Abhängigkeit mache. Man könnte nun versucht sein anzunehmen, daß das mit der Partialagonisten-Eigenschaft des Buprenorphin zusammenhängt. Das ist aber nicht notwendigerweise so, weil das Buprenorphin ganz besondere Eigenschaften hat: es haftet außerordentlich stark am Rezeptor und man kann deswegen auch mit Naloxon keinen Entzug auslösen. Auch das Buprenorphin macht in geeigneten Versuchsanordnungen Abhängigkeit, wenn auch vielleicht quantitativ etwas schwächer als typische Opiate.

Kubicki: Schönen Dank. Mein Wunsch nach dem Vortasten zu solchen Begriffen wie Abhängigkeit, die wir in der Klinik aus unseren Erfahrungen bilden, soll aber nicht bedeuten, daß die Vorträge nicht auch in anderer Weise diskutiert werden können. Gibt es irgendwelche Fragen oder Bemerkungen?

De Castro: Herr HASSLER hat gesagt, daß es unter Narkose keinen Schmerz gibt. Aber kann es unter Narkose nach wiederholter Gabe von Fentanyl oder Morphin zu Suchtentwicklungen kommen?

Kubicki: Das heißt, zu Entzugserscheinungen kann es kommen.

Hassler: Mir ist das nicht bekannt.

De Castro: Auf jeden Fall gibt es eine sehr schnelle Gewöhnung. Man muß mehr und mehr Substanz geben. Das ist eine klinische Tatsache.

Hassler: Da können wir eben nur vermuten, daß die Opiatrezeptoren auch in der Narkose nicht vollständig unwirksam sind und von dem Opiat erreicht werden und dadurch die Enkephaline nicht so gebildet werden, wie normalerweise, was ja auch Herr HERZ in seinem sehr schönen Artikel im *Nervenarzt* angeführt hat.

Neuhaus: Ich hätte an Herrn HASSLER noch eine Frage. Wir haben vor sehr langer Zeit einmal aus einer völlig anderen Fragestellung heraus eine Untersuchung über die Magensaftsekretion bei Apallikern gemacht, wegen der Frage der zirkadianen Rhythmik. Die Kurven, die dabei herauskamen, waren äußerst merkwürdig. Es waren nämlich keine sinusförmigen Kurven wie sonst. Wir kamen damals nach langem Suchen dahinter, daß ein Störfaktor dem zirkadianen Rhythmus superponiert war. Der Störfaktor war zeitlich mit genau den morgendlichen Arterienpunktionen und ähnlichen Maßnahmen identisch. Daraus haben wir geschlossen, daß es auch bei komatösen Patienten möglich ist, zirkadiane Rhythmen durch Schmerzreize zu stören.

Hassler: Selbstverständlich können Reize in die Schmerzreflexionen einwirken, doch ist das kein Schmerzerlebnis. Wir wissen aus den Untersuchungen an der Motorik, daß das Pallidum eines der empfindlichen Organe für jedes Narkotikum ist. Wir wissen von Untersuchungen ohne Narkose, daß wir aus dem Pallidum die höchste Einzelzellaktivität ableiten können. Sobald wir aber Narkose haben, ist das Pallidum vollständig stumm, auch wenn wir Ketamin oder so etwas geben. Das Pallidum scheint eines der höchst empfindlichen Organe zu sein, eventuell mit dem negativen, mit dem quälenden Schmerzerlebnis in Zusammenhang stehend. Die tiefer gelegenen Zentren, z. B. der Schluß des Reflexbogens in der Substantia gelatinosa des Rückenmarks oder auch im Höhlengrau des Aquädukts, sind dagegen trotzdem vorhanden, weil sie offenbar weniger empfindlich sind.

Kubicki: Ich glaube, das ist ganz klar! Man kann aber noch einmal an die Beobachtung von Herrn DE CASTRO anknüpfen, ob Opioide in der Narkose eben nur eine physische Abhängigkeit machen. Das wäre ein weiterer Befund, der uns sagt, daß ein funktionsfähiger Kortex die Voraussetzung für die psychische Abhängigkeit ist, daß aber Phänomene der physischen Abhängigkeit auch in Bewußtlosigkeit auftreten können.

Coper: Ich bin über diese Deutung nicht ganz glücklich. Man kann physische Abhängigkeit, psychische Abhängigkeit und Toleranzentwicklung nicht so ohne weiteres in einen Topf werfen. Psychische Abhängigkeit ist nicht zwingend mit physischer Abhängigkeit oder mit Toleranz verknüpft. Physische Abhängigkeit gibt es wohl nicht ohne Toleranz, wogegen sich Toleranz durchaus auch ohne die Ausbildung von physischer Abhängigkeit entwickeln kann. Bei Kokain gibt es praktisch keine physische Abhängigkeit und kaum eine Toleranz, wohl aber psychische Abhängigkeit. Es ist also nicht empfehlenswert zu konstruieren, daß Patienten mit Entzugssyndromen nach mehrfacher Fentanyl-Gabe nun auch psychisch abhängig werden.

Kubicki: Das ist auch nicht behauptet worden. Es wurde vielmehr gesagt, daß es interessant wäre festzustellen, ob auch psychische Abhängigkeit in Narkose entstehen kann, obwohl zur psychischen Abhängigkeit mit hoher Wahrscheinlichkeit das Erlebnis, die Erlebnisfähigkeit gehört, die doch weitestgehend ans Bewußtsein gebunden ist.

De Castro: Die Japaner sahen in direkten Experimenten sehr schnell physische Änderungen nach Fentanyl- und Morphingaben; das geht sehr schnell.

Coper: Hier ist vielleicht die akute Toleranz von Bedeutung. Dieses Problem sollte aber nicht weiter diskutiert werden.

Lenhard: Aber jede körperliche Abhängigkeit führt auch zur psychischen Abhängigkeit. Wenn man empfindet, daß man etwas körperlich braucht, dann wird man auch psychisch davon abhängig.

Kubicki: Ja, aber wenn man es nicht empfinden kann, weil man in Narkose ist? Darum geht es doch wohl.
Tatsächlich liegt hier aber doch ein klinisches Modell vor, das man ausnützen könnte. Es wäre doch wohl unschwer festzustellen, ob gerade Patienten, die in einer langen Narkose mit hohen Analgetikadosen lagen, eine höhere Rate an psychischer Abhängigkeit entwickeln als andere. Was meinen Sie, Herr LADEWIG?

Ladewig: Wenn wir schon beim Spekulieren sind, möchte ich gerade als Psychiater weiter spekulieren und Herrn HERZ fragen, ob überhaupt eine Korrelation denkbar ist zwischen verschiedenen Persönlichkeitsvarianten und irgendwelchen Opiatrezeptor-Mustern. Ich meine, der Begriff „psychische Abhängigkeit" ist ein klinischer Begriff, und wir wissen bisher sehr wenig, was das eigentlich „organisch" bedeutet. Die Frage, die sich ja immer wieder stellt, ist die: Existiert überhaupt irgendein Korrelat für die psychische Abhängigkeit?

Herz: Hier kommen wir auf komplexe Fragen zu sprechen. Ich möchte von der Suchtgefährdung ausgehen. Es gilt als gesichertes Wissen der Psychiatrie, daß gewisse psychopathologische Persönlichkeiten gefährdeter sind als andere. Nun glaube ich, daß jede psychische Erscheinung ein physisches Korrelat hat. Das heißt nichts anderes, als daß bei einem besonders Suchtgefährdeten offenbar im Gehirn etwas anders abläuft als bei den übrigen Menschen. Was kann das sein? In den letzten Jahren ist die These eines Mangels an Endorphinen aufgekommen. Dies geht auf ältere Vorstellungen zurück; so wurde vor mehr als 10 Jahren von DOLE und NYSWANDER [18] eine Theorie entwickelt, die besagt, daß Suchtgefährdete eine Aberration des Hirnstoffwechsels aufweisen. Dann wurden vor 5 Jahren die Endorphine gefunden, und es wurde natürlich spekuliert, daß besonders suchtgefährdete Personen zu wenig Endorphin im Gehirn hätten; das sieht ganz logisch aus: Das Zuwenig an Endorphinen wird von außen zugeführt, und alles ist wieder in Ordnung. Wir haben in dieser Richtung Untersuchungen angestellt und geprüft, ob chronische Opiatbehandlung den Endorphinstoffwechsel verändert. Das ist in der Tat der Fall. Nach sehr langer Opiatzuführung – bei Ratten über einen Monat – kann man feststellen, daß das Endorphinsystem, ich drücke das mal sehr summarisch aus, insuffizient wird, also nicht mehr voll funktioniert. Auf jeden Fall haben solche Tiere niedrigere

Endorphinkonzentrationen als Kontrollen. Man könnte nun zumindest daran denken, daß sie durch den induzierten Mangel an endogenem Morphin nicht mehr vom exogenen Opiat loskommen. Das ist aber zu trennen von der eingangs erwähnten Frage, ob a priori ein insuffizientes Endorphinsystem zu einer besonderen Suchtgefährdung führt. Das experimentell zu untersuchen ist außerordentlich schwierig, weil man den Leuten ja nicht ansieht, ob sie später abhängig werden oder nicht. Um aber auf die ursprüngliche Frage noch einmal zurückzukommen: Ich glaube schon, daß eine besondere Suchtgefährdung ein physisches Korrelat hat, und es ist vernünftig anzunehmen, daß die Aberration, diese Schwäche, in jenen Strukturen zu suchen ist, die wahrscheinlich mit dem Suchtgeschehen zu tun haben, nämlich dem „mesolimbischen System“.

Coper: Dann müßte es doch nach der Logik eigentlich auch bei chronischer Gabe von Alkohol oder chronischen Gaben irgendwelcher anderer Substanzen zu einer Insuffizienz dieses Systems kommen, denn es gibt ja wohl keine spezifische Morphinabhängigkeit, bzw. eine Persönlichkeitsstruktur für Morphin, zumal die meisten Abhängigen ja Polytoxikomane sind.

Herz: Diese ganzen Untersuchungen haben einen Schönheitsfehler. Wir haben gefunden, daß nach chronischer Morphinbehandlung eine „Insuffizienz“ des Endorphinsystems eintritt, aber auch, daß nach chronischer Alkoholbehandlung ganz ähnliche Veränderungen auftreten. Wir haben aber, und das ist das Problem, eine solche Veränderung im Endorphinsystem nicht gefunden, wenn wir andere Opiate geben, z. B. Etorphin oder Levorphanol. Das können wir im Moment nicht erklären. Es gibt hier verschiedene, auch technische Gründe, die es vielleicht plausibel machen. So meine ich, daß diese Befunde zunächst mit gewisser Vorsicht interpretiert werden müssen.

De Castro: Ich möchte noch eine andere Frage an Herrn Herz stellen: Sie sprechen vom Buprenorphin als von einer neuen Klasse. Für uns in der Klinik gibt es für alle Opioide nur qualitative Unterschiede und keine quantitativen. Es gibt bestimmte Dosen, bei denen es immer zu Erregungen oder sogar zu epileptischen Anfällen kommt, oder zu Wachsein usw. Mit anderen Dosen kommt es dagegen zu Depressionen. Es ist wahrscheinlich, daß für jede Substanz der Prozentsatz an exzitatorischer und depressorischer Wirkung anders ist und somit das pharmakologische Profil.

Herz: Vielleicht war es etwas voreilig, von einer besonderen Klasse zu sprechen. Ich sage das im Hinblick auf die Pharmakologie, wo sich das Buprenorphin ganz anders darstellt als die anderen Opiate, nämlich in der Weise, daß seine Wirkung durch Naloxon nicht aufgehoben werden kann. Auch die Hersteller Rekkitt and Colman weisen in der Literatur zur Einführung der Substanz ganz besonders darauf hin; es ist einer der Hauptgründe, warum man mit dem Buprenorphin ganz besonders vorsichtig umgehen muß, da es nicht einfach mit Naloxon antagonisiert werden kann.

De Castro: Aber kann man das nicht einfacher mit der Stärke der Rezeptorbindung erklären?

Herz: Ja natürlich.

De Castro: Wir haben z. B. mit Lofentanil gearbeitet. Das ist eine reine Morphinsubstanz mit einer Wirkungsdauer von 2 Tagen. Da wird es sehr schwierig, diese Wirkung mit Naloxon umzukehren. Im Grunde verstehe ich nicht, warum Sie von einer neuen Klasse sprechen.

Herz: Ja gut. Ich möchte jetzt nicht auf dem Ausdruck „neue Klasse" beharren, wenn das Anlaß zu einem Mißverständnis geben könnte. Aber was eben das Buprenorphin so hochinteressant macht, ist diese ausgesprochene glockenförmige Dosen-Wirkungskurve, daß quasi mit sehr hohen Dosen die analgetische Wirkung wieder stark abnimmt – im Tierversuch wenigstens.

De Castro: Die besteht genauso wie bei allen anderen Substanzen. Wenn man am Hund 20 mg/kg Morphin injiziert, kommt es zu einer deutlichen Depression; gibt man 80 mg/kg, dann wird er wach; dann hat er ein Herzschlagvolumen von 20 l pro Minute. Die exzitatorische Wirkung dominiert also weitgehend gegenüber den Phänomenen der Depression.

Herz: Ich möchte bezweifeln, daß das Rezeptorwirkungen sind. Ich glaube nicht, daß die exzitatorischen Wirkungen, die Sie bei hohen Dosen der übrigen Opiate bekommen, über Opiatrezeptoren vermittelt werden, sondern ich glaube, daß dies unspezifische, exzitatorische Wirkungen sind.

De Castro: Wir haben in der Klinik versucht, mit Buprenorphin unter Verwendung hoher Dosen von 4–6 mg/70 kg – das ist die zehn- bis zwanzigfache Dosis – reine analgetische Anästhesien zu erzeugen. Nach solchen Gaben wachen die Patienten jedoch auf, kommen in eine Hyperpnoe und krampfen. Das gleiche haben wir auch nach Gabe von 200 mg Pentazocin gesehen. Die Depression geht bei diesen Substanzen also in ein Exzitationssyndrom über.

Herz: Darf ich nochmals auf die „bell-shaped curve" zurückkommen? Die typische Opiatwirkung ist ja nicht rein depressorisch, sondern wir finden, in Abhängigkeit von der Spezies, immer eine Mischung von inhibitorischen und exzitatorischen Wirkungen. Und diese Relation inhibitorische/exzitatorische Wirkung ist eine Funktion der Dosis. Wenn wir mit hohen Dosen arbeiten, finden wir auch bei der Ratte Exzitation. Bei kleinen Dosen haben wir die Katatonie, bei hohen Dosen haben wir auch bei der Ratte Erregung, genau wie bei der Maus schon in kleinen Dosen. Und die Katze reagiert schon a priori mit Exzitationen.

Coper: Bezüglich Buprenorphin hat es in England und in Amerika, wo es als Methadon-Ersatz bei der Behandlung von Heroinabhängigen verwandt wurde, inzwischen auch kritische Stimmen gegeben. Denn auftretende Atemdepressionen waren durch Naloxon nicht so ohne weiteres zu beherrschen.

Kubicki: Wir haben bei unseren Untersuchungsmodellen hier nachweisen können, daß ein Buprenorphin-Effekt sich mit Naloxon nicht aufheben ließ, aber umgekehrt Naloxon, vorher gegeben, einen Buprenorphin-Effekt verhindert, offensichtlich, weil beide Substanzen die gleiche Rezeptor-Affinität haben.

Herz: Man kann diese „bell-shaped curve“ des Buprenorphin durch vorherige Gabe von Naloxon, in Abhängigkeit von der Dosierung, übrigens beliebig nach rechts schieben. Das zeigt, daß auch der absteigende Schenkel über den Opiatrezeptor vermittelt wird.

Neuhaus: Ich habe noch eine Frage an Herrn Herz, was die Natriumabhängigkeit der Rezeptorbindungen betrifft. Wie verhält sich das mit Lithium?

Herz: Lithium vermag Natrium zu substituieren, aber nicht Kalium.

Neuhaus: Das hat aber doch wohl erhebliche Konsequenzen, wenn Patienten unter Lithium-Therapie stehen?

Herz: Das ist eine interessante Bemerkung, aber ich weiß nicht, ob darüber jemals nachgedacht worden ist.

Kubicki: Darf ich damit diese grundsätzliche Diskussion beenden? Ich glaube, sie war für uns ganz wichtig, auch für das Verständnis für das, was nachher aus der Klinik zu berichten ist.
Ich würde jetzt gerne fortfahren mit dem Vortrag von Herrn De Castro. Die Anästhesisten sind ja heute ganz besonders mit Opiatwirkungen konfrontiert. Deshalb findet de Castro auch immer wieder Gehör, weil wir begierig sind nach neuen Befunden und Beobachtungen. Die *analgetische Anästhesie,* über die nun berichtet wird, wird mit sehr hohen Dosen Fentanyl gemacht, eine Analgesie unter Verzicht auf wesentliche andere Substanzen.

4. Die Remorphinisierung nach analgetischer Anästhesie und ihre Verhütung

J. De Castro

Pentazocin ist seit mehr als 12 Jahren auch in der klinischen Anästhesie mit einem sehr breiten Anwendungsgebiet eingeführt (Tabelle 1). Im ersten Berliner Symposion 1974 stand die postoperative Anwendung im Vordergrund und im zweiten 1978 wurden auch die Probleme von Sucht und Gewöhnung besprochen. Heute wäre es an der Zeit über die „analgetische Anästhesie" mit dem wichtigen Problem der Remorphinisierung zu sprechen.

In der *analgetischen Anästhesie* werden ganz überwiegend Analgetika verwandt, und zwar die zehn- bis zwanzigfache Menge an Morphinagonisten wie für die üblichen Anästhesien (Abb. 11). Überwiegend wird Fentanyl eingesetzt, bzw. einige Fentanylabkömmlinge, wie Alfentanil, ein kurzwirkendes, oder Lofentanil, ein langwirkendes hochpotentes Derivat (Tabelle 2). Die Vorteile der reinen, analgetischen Anästhesie sind bestechend, trotzdem gibt es auch entscheidende Nachteile (Tabelle 3). Bei Opioiden gibt es zwei divergierende Wirkrichtungen, eine exzitatorische und eine depressorische; die depressorischen sind für die Anästhesie und für die postoperative Schmerzbehandlung sehr vorteilhaft, die exzitatorischen Wirkungen müssen dagegen durch Hinzufügen von Hypnotika oder Tranquilizern neutralisiert werden, was zu den Begriffen der Hypnoanalgesie, Neuroleptanalgesie oder Tranqualgesie (Ataranalgesie) führte.

Tabelle 1. Indikationen für Pentazocin (P) und Naloxon (N) in der Anästhesie

	P	N
1. Prämedikation	(+)	–
2. Während der Anästhesie: Balanced Anesthesia	(+)	–
Unterstützung lokaler Anästhesien	+	–
Analgosedierung (mit Midazolam)	++	–
3. Beendigung der sequentiellen analgetischen Anästhesie	+	++
4. Postoperative Schmerzbekämpfung	++	–
5. Antagonisierung von analgetischen Intoxikationen	(+)	++

++: sehr gute Indikation; +: gute Indikation; (+): mögliche Indikation; –: negative Indikation

Tabelle 2. Reihenfolge der Verwendung von Agonisten und Antagonisten in der analgetischen Anästhesie

1. Präoperativ	Fentanyl 0,5–3 mg	oder	Alfentanil 2,5–15 mg
2. Anästhesie-Beendigung		Naloxon 0,1–0,4 mg (titriert)	
3. Postoperativ		Pentazocin 30 mg	

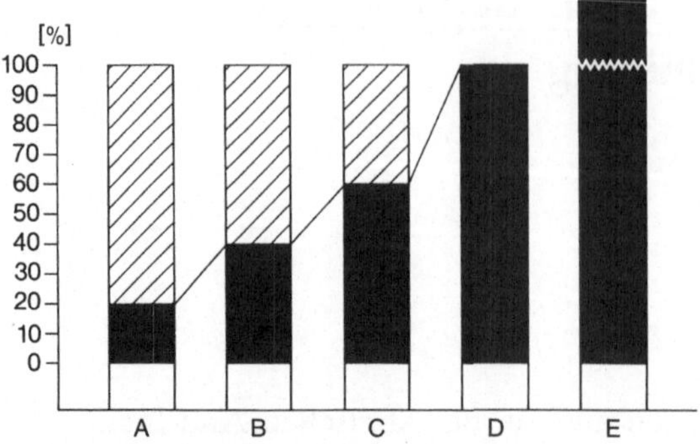

Abb. 11. Die möglichen Relationen zwischen Fentanyl, Muskelrelaxans und Potentiator in der Anästhesie
Ordinate: Menge des Analgetikums in Prozent, das für eine stabile Anästhesie erforderlich ist.
A: geringe Dosen (1–10 µg/kg)
B und C: mittlere Dosen (10–30 µg/kg)
D: hohe Dosen (30–50 µg/kg)
E: massive Dosen aus Tierversuchen (Hund) (0,1–1,0 mg/kg)
Schwarz: Fentanyl
Gestreift: Potentiator
Weiß: Myorelaxans

Tabelle 3. Dauer der Fentanylwirkung nach einer einmaligen Dosis von 1 mg/kg bei normalen Erwachsenen

	Minuten	Stunden
Hohe δ-ϑ-Aktivität im EEG (Schlafphase; Kubicki)	5–10	
Postrotatorischer Nystagmus (Kubicki)	10	
Tiefe chirurgische Analgesie	30	
Periphere Vasodilatation	45	
Komplette Apnoe		1
Kommandoatmung		1,5
Spontanatmung mit periodischer Apnoe		2
Bradypnoe		2,5
Miosis		2,5
Verminderte Antwort auf CO_2-Stimulation		3–4
Leichte Analgesie		4–6
Übelkeit und Erbrechen		12

Partielle Antidote wie Pentazocin und reine Antidote wie Naloxon sind sehr nützlich, um die *Remorphinisierung* und postoperative Atemdepression zu bekämpfen, auch im Sinne einer Prophylaxe. Man kann beobachten, daß manche Patienten postoperativ zunächst progressiv normal atmen, dann aber nach einigen Stunden in eine Morphindepression zurückfallen. Von Fentanyl wird gesagt, daß es ein kurzwirkendes Analgetikum sei, doch trifft das nicht für alle Fentanyleigenschaften zu, worauf auch Kubicki [59] in seinen neurophysiologischen Untersuchungen hinwies. So kann z. B. eine Depression der Atmung noch nach mehr als 4 oder 5 Stunden beobachtet werden. In der Klinik ist diese Situation noch erschwert; einmal gibt es vor allem Interaktionen mit anderen

Tabelle 4. Vergleichbare physikochemische und pharmakokinetische Eigenschaften von Opiaten

	Morphin-HCl	Buprenorphin	Alfentanil	Fentanyl	Lofentanil
Molekulargewicht	375,85	504	416,52	336,48	408,54
pH der Injektionslösung		4,0	4,8–5,5	4,8	5,5–6
Relative analgetische Potenz ~ Morphin					
i. v.:	1	30	50	100	2000
Epidural:	1	7	14	20	400
Epidural/i. v.:	5	1	1,50	1	1
Analgetische Dosis in mg/70 kg					
i. v.:	10	0,3	0,50	0,10	0,005
Epidural:	2	0,3	0,15	0,10	0,005
Lipophile Eigenschaften – Partitionskoeffizient					
log P:	1,03	5,02	2,16	4,05	4,22
bei pH 7.4	–	3,96	2,05	2,98	3,66
Ionisationskoeffizient pKa	7,93	8,42	6,5	8,43	7,82
Proteinbindung: bei pH 7,4 und °C =37; %:	35	96	90	85	95
Relative Rezeptor-Bindung: Potenz: Assoziationskoeffizient Morphin	1	50	1	10	100
Relative Rezeptor-Bindung: Dauer: Dissoziationskoeffizient Morphin	1	4	1/8	1/4	10
Durchtritt Blut-Hirn-Schranke	schwer	leicht	weniger leicht	leicht	leicht
Hirnplasma-Rediffusion	schwer	leicht	weniger leicht	leicht	leicht
Toleranztendenz	+	gering	+	+	+
Abhängigkeitstendenz	+	gering	+	+	+

depressorischen Substanzen und zum anderen chirurgisch bedingte Belastungen.

Genauere Kenntnisse der Pharmakokinetik des Fentanyl und ganz allgemein der Opiate geben hier eine hilfreiche Einsicht in die Problematik (Tabelle 4). Fentanyl z. B. wird teilweise an Plasmaproteine gebunden und verteilt sich schnell in Kompartimenten, sog. stillen Depots. Außerdem wird es durch die Leber metabolisiert und durch die Niere ausgeschieden. Zwischen all diesen Faktoren kommt es zu Verschiebungen und Wechselwirkungen (Abb. 12). In der Praxis gibt es so sehr große Wirkunterschiede, die u. a. auch von der Thermoregulation, den Ionenkonzentrationen und dem Säure-Basen-Gleichgewicht abhängen. Mittels Radioimmunoassay kann man zeigen, daß die Konzentration von Fentanyl im Blut dreiphasig abläuft, wobei vor allem die dritte sehr langsam abläuft (Abb. 13). So wird klar, wie eine Substanz mit kurzer Halbwertszeit wie Fentanyl doch sehr lange Wirkungen entfalten kann, wenn man mehrmals kleine Dosen appliziert (Abb. 14).

In der Klinik bekommt man die Remorphinisierung oft deutlich zu spüren. Nach 2–3 Stunden kommt es zu einem Wiederanstieg der Fentanylkonzentration im Plasma (Abb. 15). Stöckel u. Mitarb. [101] haben gezeigt, daß es im Magen zu einer sehr auffälligen Anhäufung von Fentanyl kommt, und zwar bis zu 25% der

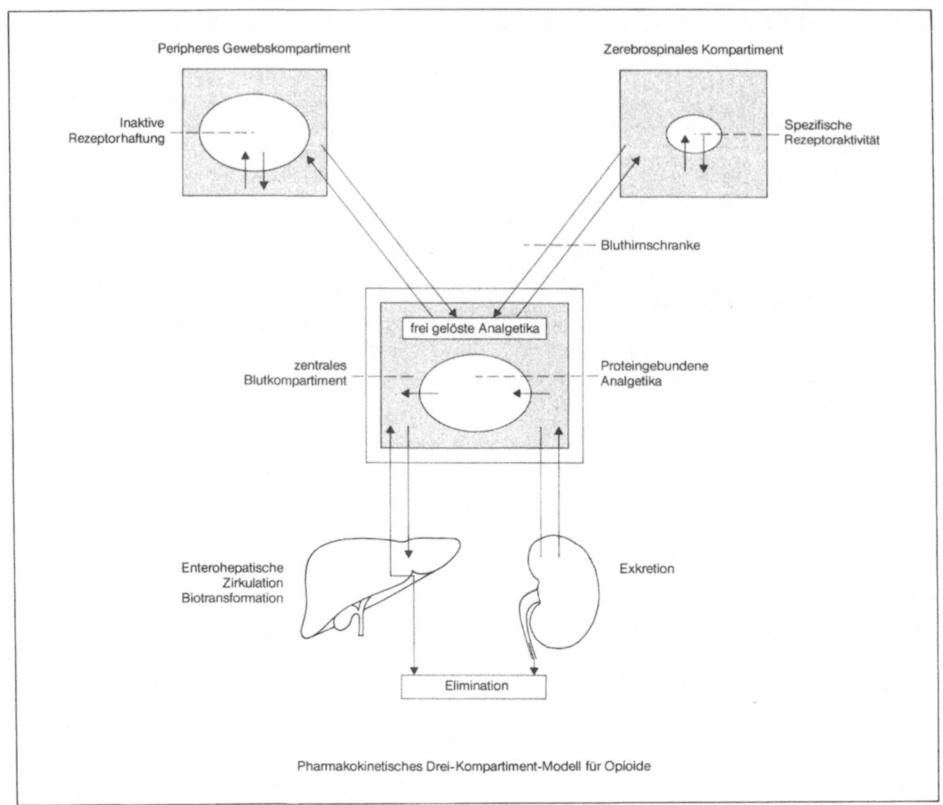

Abb. 12. Pharmakokinetisches Drei-Kompartiment-Modell für Opioide

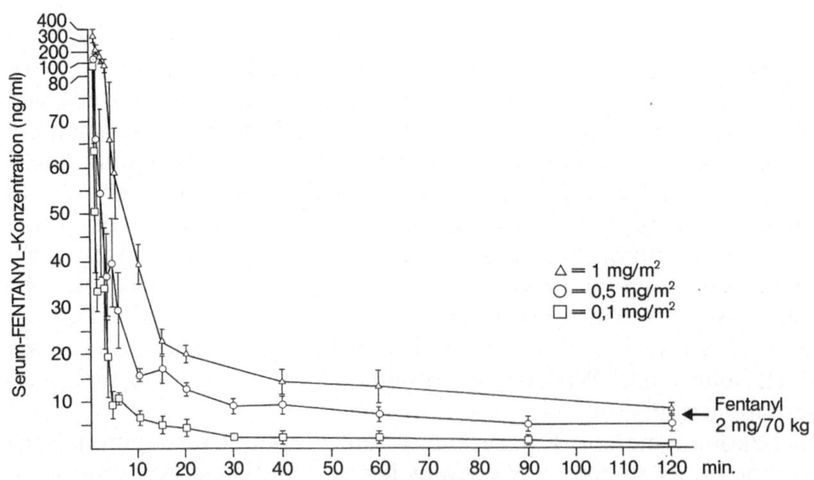

Abb. 13. Verlauf der Plasma-Konzentrationskurven nach intravenösen Injektionen unterschiedlicher Fentanyldosen beim Menschen (nach [96])

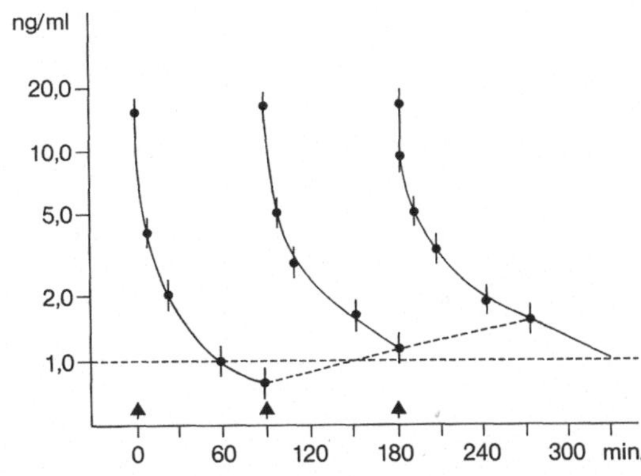

Abb. 14. Fentanyl-Plasmakonzentrationen beim Hund nach drei intravenösen Injektionen von je 10 μg/kg in Abständen von 90 Minuten (nach [79])

applizierten Menge, die durch die Magenschleimhaut ausgeschieden, dann durch die Magensäure konserviert und schließlich nach einigen Stunden im Darm wieder resorbiert wird.

Inzwischen kennt man mehr als fünf Re-Resorptionsmechanismen für Fentanyl, unter anderem via Proteinverschiebungen im Plasma, via Magen-Darm-Trakt, via Gallenexkretion und auch über die Rezirkulation, d. h. die Mobilisierung von Blut und Serum aus dem peripheren Gewebe (Abb. 16), was wiederum abhängig von der Temperatur und dem CO_2-Druck ist. Im Vergleich zu Morphin ist Fentanyl bezüglich der Remorphinisierung viel gefährlicher. Zudem ist die Blut-Hirn-Schranke für Fentanyl leichter durchgängig, so daß es zu häufigeren Verschiebungen zwischen der Zerebrospinalflüssigkeit und den Plasmakonzentrationen kommt (Tabelle 4).

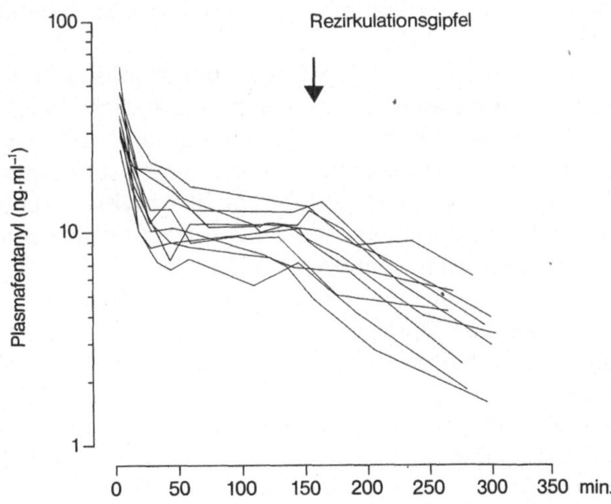

Abb. 15. Plasma-Fentanyl-Konzentrationen von 10 Patienten bei einer intravenösen Applikation von 25 μg/kg (nach [72])

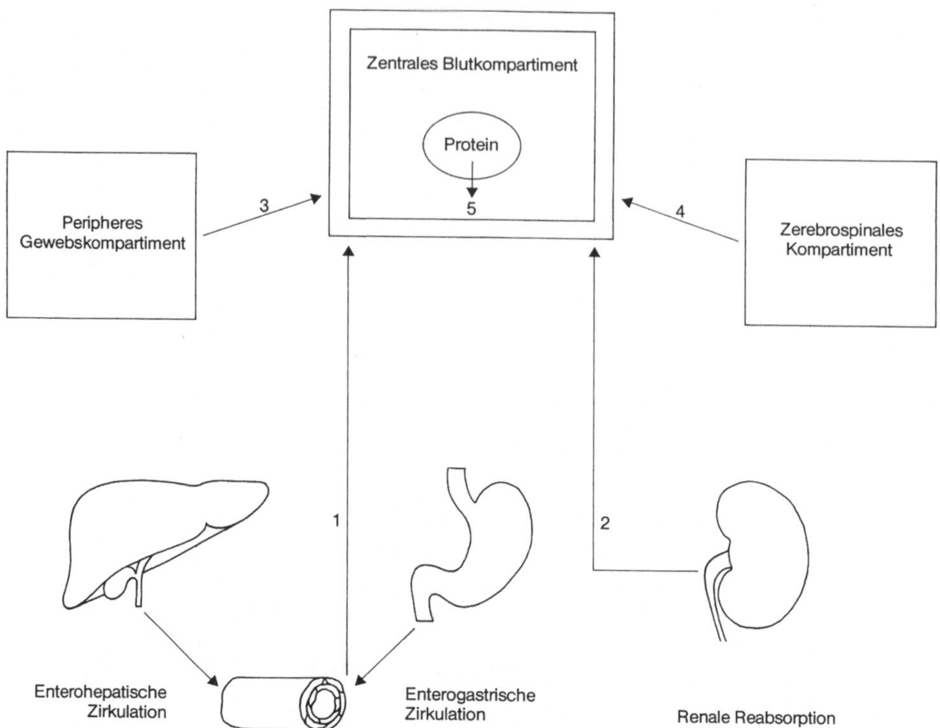

Abb. 16. Ursache für den zweiten Anstieg der Plasmakonzentration des Fentanyl in der postoperativen Periode (Rezirkulations- bzw. Remorphinisierungsgipfel)

Da die Naloxon-Wirkung nicht lange genug andauert, kann Naloxon Remorphinisierungen nicht sicher verhindern. Außerdem erschwert Naloxon die postoperative Schmerzbekämpfung, wie sich das auch elektroenzephalographisch schön demonstrieren läßt.

Interessant sind die Ergebnisse bei Applikation von Analgetika der Morphinreihe in den Liquorraum, weil man auf diese Weise etliche pharmakokinetische Probleme umgehen kann. Mit einem neuen, synthetisch hergestellten β-Endorphin kam es in Dosen von 3 mg zu einer sehr guten allgemeinen Analgesie. Die Methode verhindert jedoch nicht gewisse Nebenwirkungen, vor allem die Atemdepression. Ob eine solche Technik ebenfalls zur Abhängigkeit führen kann, weiß man heute noch nicht (Tabelle 5). Wegen dieser Nebenwirkungen sieht man heute mehr und mehr Veröffentlichungen über die peridurale Anwendung von Analgetika zusammen mit Lokalanästhesie. Diese Analgesien sind langanhaltend, meist zwischen 6 und 24 Stunden und erhalten die Sensibilität.

Die Prophylaxe der Remorphinisierung kann auf sehr verschiedene Weise stattfinden (Tabelle 6). Es ist sehr wichtig, alle Substanzen, die stark additiv und potenzierend wirken, in der Prämedikation zu vermeiden. Es ist außerdem wichtig, zu Beginn der Anästhesie eine relativ hohe Dosis Fentanyl zu verabreichen und möglichst wenig fraktionierte Gaben zu verwenden. Die besten Erfah-

Tabelle 5. Vorteil der epiduralen Applikation von Analgetika

Analgesie	sehr wirksam	exzellent	55%
		gut	24%
		schwach	20%
	schneller Beginn: 2–5 Minuten		
	lange Wirkung: 6–24 Stunden		
Berührungsempfindung bleibt intakt			
Fehlen von	motorischer Lähmung		
	sympathischem Block		
	hämodynamischen Komplikationen		
	lagebedingter Hypotension		
	Sedierung oder psychischen Effekten		
Verspricht eine bessere Ventilation (35 → 65%)			
Erlaubt frühzeitige Mobilisation			
Reinjektionen mit langen Intervallen			
Keine Atemdepression???			
Geringe Toleranz und Abhängigkeit???			

Tabelle 6. Remorphinisierung (RM): Möglicher Ablauf nach analgetischer Anästhesie

Intraoperative Periode		Operationsende		Postoperative Periode				
(Fentanyl)								
1. Atemdepression	→	Atemdepression	→	Atemdepression	→	Aufwachen	→	RM
(Fentanyl)		(Naloxon)						
2. Atemdepression	→	Aufwachen	→					RM
(Fentanyl)		(Naloxon)		(Pentazocin)				
3. Atemdepression	→	Aufwachen	→					RM
(Fentanyl)		(Pentazocin)						
4. Atemdepression	→	Aufwachen	→					RM
(Morphin)		(Naloxon)						
5. Atemdepression	→	Aufwachen	→					RM
(Morphin intrathekal)								
6. Keine Atemdepression	→	Keine Atemdepression	→					RM
(Buprenorphin)								
7. Atemdepression	→	Keine Atemdepression	→					RM

rungen machten wir mit der postoperativen Anwendung von titriertem Naloxon, also eine sehr kleine fraktionierte Applikation; wenn man es nämlich als Bolus injiziert, treten auch unter Naloxon exzitatorische Erscheinungen auf, außerdem Analgesieverlust und schwere Nebeneffekte. Wenn man es in kleinen Dosen anwendet, sind die Resultate dagegen meist zufriedenstellend. Buprenorphin i. v. eignet sich als Antidot unter den Partialagonisten relativ schlecht, vor allem wegen der häufigen Remorphinisierung 4–5 Stunden später.

Es bleibt letztlich nach wie vor entscheidend, über eine gute Überwachung zu verfügen und ein geschultes Pflegepersonal aufweisen zu können, um die postoperative Phase genau im Griff zu haben.

Diskussion

Neuhaus: Herr De Castro, ich habe eine prinzipielle Frage. Es scheint so, daß Fentanyl in dieser Anwendung besondere und exemplarische Probleme aufweist. Ist das nicht eine reine Dosisfrage? Bei derart hohen Dosen geht doch relativ viel Substanz in die Kompartimente, in die Lipide, von wo aus sie später wieder „aktiviert" wird. Das verursacht die lange Wirkdauer. Handelt es sich hier nicht um ein ganz normales pharmakologisches Problem?

De Castro: Herr Neuhaus, Sie haben recht. Die Fentanyl-Remorphinisierung ist direkt dosisabhängig. Wenn man aber hohe, äquianalgetische Dosen von Morphin und Fentanyl verwendet, ist die Remorphinisierungsgefahr beim Fentanyl größer. Es gibt wichtige pharmakokinetische Unterschiede zwischen Fentanyl und Morphin. Das lipophile Fentanyl diffundiert schnell und massiv durch die biologischen Membranen, beispielsweise auch in beiden Richtungen durch die Blut-Hirn-Schranke. Das hydrophile Morphin diffundiert langsam und schwer. So kommt es unter Fentanyl häufiger zu Rezirkulationen und Redistributionen der Flüssigkeits- und Gewebekonzentrationen.
Um einen Patienten anästhesiefähig zu machen, muß man nun eine gewisse Menge depressorischer Substanzen geben. In der modernen Anästhesie werden deshalb manchmal hohe Narkotikagaben gebraucht. Doch kann die Depression auch durch Neuroleptika, Hypnotika oder andere Stoffe erzeugt werden. Aber die Gesamtdepression, die durch die Gesamtmenge der verbrauchten anästhesiologischen Substanzen hervorgerufen wird, ist bei Erzielung einer stabilen Anästhesie unter gleichen Ansatzbedingungen immer irgendwie gleich. Sonst kommt es zu Abwehrreaktionen, Vasokonstriktion, Hypertonie usw.
Um die Chirurgen zufriedenzustellen, muß man eine tiefe Anästhesie machen. Sie kann leicht sein auf dem analgetischen Gebiet, oder leicht auf dem hypnotischen Sektor, oder der Muskelentspannung, aber der „Gesamtkomplex" muß tief sein. Es hat natürlich gewisse Vorteile, den Akzent auf die Analgesie zu legen, wenn die Substanzen eine breite Sicherheit bieten. Wenn man aber mit diesen hohen Dosen arbeitet, hat man postoperativ Probleme. Übrigens hat man auch Probleme, wenn man geringe Dosierungen wählt, weil es zu einer additiven Wirkung kommt, z. B. zwischen Pentazocin, Benzodiazepinen und Hypnotika, die die Analgesie stark verlängern und ebenso die Atemdepression. Auch nach diesen Mischungen haben wir eine Remorphinisierung gesehen. Die heutige Situation ist im übrigen nicht mit den Anästhesietechniken von vor 20 Jahren zu vergleichen. Die Chirurgen waren damals nicht so anspruchsvoll. Heute müssen sie ein blutleeres Operationsfeld haben, und es darf keine Muskelspannung auftreten. Also muß man irgendwie eine tiefere Analgesie machen,

und eine tiefe Analgesie bedeutet, daß man sie nicht in 2 Stunden wieder antagonisieren kann. In der modernen Anästhesie liegen die wichtigsten Probleme nicht mehr in der Zeit der Anästhesie selbst; die Probleme sind vielmehr verschoben und treten 3–4 Stunden nach der Anästhesie auf. Es kann zu Nachwirkungen kommen, und diese Nachwirkungen sind nicht immer ohne Gefahr.

Kubicki: Ich finde, daß gerade die Beobachtungen aus der Anästhesie, bei der sehr hohe Dosen verwandt werden, die schnell wieder antagonisiert werden sollen, den Disput mit dem experimentellen Physiologen herausfordert. Die Anwendung ist ja in der Medizin sonst in keiner Weise so radikal. Mich würde – was die Anästhesie betrifft – noch folgendes interessieren. Das Kernproblem der postoperativen Behandlung ist ja doch, den Patienten zu antagonisieren, ihn aber wegen der postoperativen Schmerzbekämpfung in einer gewissen Analgesie zu belassen. Deshalb meine Frage: Mit Naloxon kann man zwar sehr gut antagonisieren, aber läuft doch Gefahr, den Schmerz gewissermaßen wieder herauszulassen. Mit Pentazocin könnte man dagegen antagonisieren und gleichzeitig die postoperative Schmerzbekämpfung einleiten. Wäre das nicht empfehlenswerter? Unter welchen Bedingungen würden Sie z. B. Naloxon bevorzugen und unter welchen Bedingungen Pentazocin?

De Castro: Postoperative Antagonisierung der Anästhesie ist kein Kernproblem. Wenn man über einen guten Aufwachraum und genügend Pflegepersonal verfügt, kann die mechanische Beatmung ruhig bis zur Spontannormalisierung weitergehen. Antagonisierung ist eine Fazilitätslösung, für die man einen Preis zu zahlen hat. Wenn die Antagonisierung brüsk durchgeführt wird, z. B. durch hohe Naloxon-Gaben, so kommt es zu erhöhtem Sauerstoffbedarf der Koronargefäße, Exzitation, Erbrechen, Schmerz, Gefahr der Remorphinisierung und anderen unerwünschten Erscheinungen.
Mit Pentazocin und auch mit Naloxon konnten gute Resultate erreicht werden. Dazu muß die Antagonisierung aber progressiv verlaufen (titrierte Naloxon-Gaben). Die Nachteile dieser Technik sind gering, doch erfordert sie viel Zeit und Überwachung.

Kubicki: Das heißt, ein Vorteil des Pentazocin wäre in diesem Fall auch die längere Wirkungsdauer.

De Castro: Ja, aber die Wirkungsdauer ist weniger präzise abzuwägen. In manchen Fällen ist die Wirkung nicht stark genug.

Kubicki: Was macht denn nun aber ein Anästhesist, wenn er Naloxon in relativ hohen Dosen gegeben hat, um zu antagonisieren? Es könnten doch ganz erhebliche Schmerzen einsetzen, die wegen der hohen Rezeptor-Affinität des Naloxon nicht zu bekämpfen sind.

De Castro: Das ist in der Tat ein Problem. Deswegen muß man eben jeweils sehr kleine Dosen Naloxon geben und diese mehrmals wiederholen. Aber das braucht geschultes Personal für eine subtile Überwachung.

Kubicki: Mir scheint, das Problem der Agonisten, der Antagonisten, der Partialagonisten stellt sich klinisch nirgends so unmittelbar und kraß dar wie in der Anästhesie. Damit möchte ich die Vormittagssitzung schließen und Ihnen allen für die lebhafte Diskussion danken.

Kubicki: Meine Damen und Herren. In unserer Nachmittagssitzung treten wir nun ganz in den klinischen Teil unseres Gesprächs ein. Herr SIMONIS wird diesen Sitzungsteil mit seinem Beitrag über die *Indikationen für Pentazocin in der Chirurgie* einleiten. Damit schließen wir direkt an die Anästhesie an, die wohl diejenige klinische Disziplin ist, in der Morphinderivate besonders häufig verwendet werden.

5. Indikationen für Pentazocin in der Chirurgie

G. SIMONIS

Unter Aussparung aller theoretischer Vorbemerkungen möchte ich Ihnen über unsere klinischen Erfahrungen mit dem Präparat Pentazocin aus einem chirurgischen 260-Bettenkrankenhaus berichten (Tabelle 7). Die untersuchten Patienten befanden sich in Behandlung der Spezialabteilungen für Unfallchirurgie, Herz-Thoraxchirurgie, Allgemein- und Gefäßchirurgie. Neben der uns bereits besser bekannten parenteralen Produktform des Pentazocin prüften wir die Substanz in der hier vorgestellten Studie in der oralen und rektalen Applikationsform. Die orale Applikationsform eines Analgetikums ist ohne Zweifel für Patient und Personal die einfachste Darreichungsform. Pentazocin wurde in einer Hartgelatinekapsel verordnet, welche die Substanz unverändert und ohne Umweg freigibt.

Tabelle 7. Behandlung mit Pentazocin an der Chirurgischen Universitätsklinik Homburg/Saar

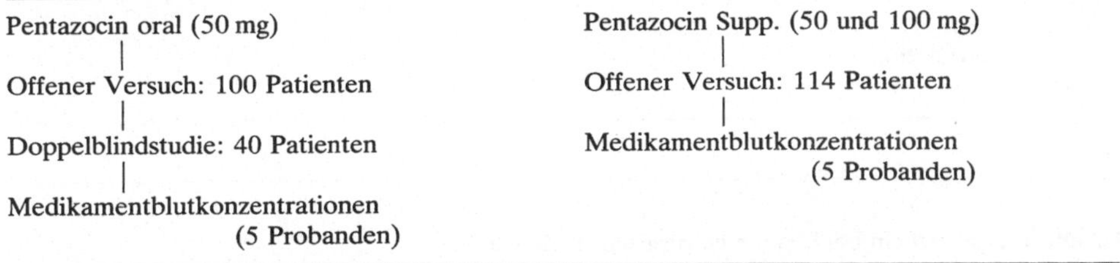

Pentazocin oral (50 mg)	Pentazocin Supp. (50 und 100 mg)
Offener Versuch: 100 Patienten	Offener Versuch: 114 Patienten
Doppelblindstudie: 40 Patienten	Medikamentblutkonzentrationen (5 Probanden)
Medikamentblutkonzentrationen (5 Probanden)	

Demgegenüber bietet die rektale Verabreichung Vor- und Nachteile, bei deren direktem Vergleich man resümierend etwa folgendes sagen kann: Für die große Skala unserer gebräuchlichsten Medikamente eignen sich Suppositorien nicht. Ich denke hier in erster Linie an Herzmittel oder Antibiotika. Die für diese Substanzen notwendige Resorptionsleistung des Rektums ist für den einzelnen Patienten nicht genügend festlegbar. Nur für Analgetika und Antipyretika ist die nicht ausreichend zu quantifizierende Wirkung eines Zäpfchens beim Patienten selbst „auszutitrieren". Die Popularität des Suppositoriums ist ja in verschiedenen Ländern erstaunlich unterschiedlich und geht von großer Beliebtheit bei den Südländern bis zu deutlicher Abneigung in den Vereinigten Staaten, wo das Suppositorium nur für Antiemetika reserviert ist. In Deutschland liegen über diese Anwendungsform nur wenige Untersuchungen und Publikationen vor, insbesondere was den Wirkungseintritt, die Wirkungsintensität und die Wirkungsdauer betrifft.

In Tabelle 8 möchte ich Ihnen unsere Ergebnisse präsentieren. Aus einer Reihe von Publikationen haben wir zusätzlich das Krankengut herausgesucht, das mit

Tabelle 8. Pentazocin in der Chirurgie (Literaturzusammenstellung)

<table>
<tr><th rowspan="2"></th><th rowspan="2">N</th><th rowspan="2">Applikations-
form</th><th colspan="3">Wirkungsintensität</th></tr>
<tr><th>vollständige</th><th>teilweise</th><th>ungenügende</th></tr>
<tr><td>Economou et al. [22]</td><td>102</td><td>oral (50+75 mg)</td><td>53%</td><td>24%</td><td>23%</td></tr>
<tr><td>Davie [16]</td><td>226</td><td>oral (50+75 mg)</td><td>62%</td><td>8%</td><td>30%</td></tr>
<tr><td>Erra [24]</td><td>300</td><td>oral (45 mg)</td><td>55%</td><td>38%</td><td>7%</td></tr>
<tr><td>Eigene [95]</td><td>100</td><td>oral (50 mg)</td><td>62%</td><td>22%</td><td>16%</td></tr>
<tr><td>Pehlivan [85]</td><td>200</td><td>Supp (50+100 mg)</td><td colspan="2">93%</td><td>7%</td></tr>
<tr><td>Frutschnigg [28]</td><td>318</td><td>Supp (50+100 mg)</td><td>59%</td><td>36%</td><td>5%</td></tr>
<tr><td>Eigene [94]</td><td>114</td><td>Supp (50+100 mg)</td><td colspan="2">90%</td><td>10%</td></tr>
<tr><td></td><td>1360</td><td></td><td></td><td></td><td></td></tr>
</table>

Tabelle 9. Nebeneffekte bei Pentazocin-Behandlung (Literaturzusammenstellung)

Sammelstatistik nach Economou et al. [22], Davie [16], Baldamus [5], Erra [24], Pehlivan [85], Frutschnigg [28], eigene [94, 95]	
Pentazocin oral an 1514 Patienten	
Schläfrigkeit	97 (6,41%)
Übelkeit, Erbrechen	76 (5,02%)
Schwitzen	49 (3,24%)
Schwindel	23 (1,52%)
Hitzegefühl	7 (0,46%)
Kopfschmerzen	7 (0,46%)
Träume, Halluzinationen	3 (0,20%)
Euphorie	2 (0,13%)
	264

Tabelle 10. Pentazocin bei kleinen chirurgischen Maßnahmen

Analgesie mit Pentazocin i. v. (30 mg)
Verbandswechsel
„Kleine" therapeutische Maßnahmen
z. B.: Thoraxdrainage
Abszeßspaltung
Repositionen

dem unseren identisch war und kamen zu den in der Tabelle aufgeführten Ergebnissen bezüglich der Wirkungsintensität. Die Summe der Patienten mit Beschwerdefreiheit oder Linderung überrascht nicht, hat doch die Substanz schon ihren festen Platz in der analgetischen Behandlung in der Klinik. Eine ungenügende Wirkung (Tabelle 8, rechte Spalte) findet sich häufiger als im direkten Vergleich zum parenteral verabreichten Pentazocin – eine Frage der Dosierung und mehr noch der Resorption. Im Verlauf unserer zweijährigen Untersuchungen haben wir besondere Indikationsgebiete herausgearbeitet, die ich Ihnen später vorstellen möchte.

Tabelle 11. Verwendung von Pentazocin in der Traumatologie

„Akuter" Schmerz	„Chronischer" Schmerz
Luxation	Extensions (Streck)-Verband
Kontusion	Konservative Frakturbehandlung
Fraktur	z. B. Rippenserienfrakturen
(prä- und postoperativ)	Beckenfrakturen
Wundschmerz	Chronische Osteomyelitis
	Maligne Tumoren
	Phantomschmerz

Tabelle 12. Verwendung von Pentazocin in der Allgemeinchirurgie

„Akuter" Schmerz	„Chronischer" Schmerz
Pleuritis	Chronische Pankreatitis
Oberbauchkoliken	Entzündliche Analleiden
Wundschmerz postoperativ	Darmfisteln
Strumektomie	
Thorakotomie	Maligne Tumoren
Herniotomie	Bronchial-Ca
Amputation	Rektum-Ca
Akuter ischämischer Schmerz	Chronischer ischämischer Schmerz
	Gangrän

Zunächst noch zu den Nebenwirkungen (Tabelle 9). Wir fanden keine auffällige Beeinträchtigung der Urteilsfähigkeit, keine starke Sedierung und keine betont euphorisierende Wirkung. Eine leichte Schläfrigkeit wurde von unseren Patienten meist als angenehm empfunden. Dies ist im stationären postoperativen Ablauf zu begrüßen; Vorsicht ist hingegen geboten bei der ambulanten Applikation, insbesondere hinsichtlich des Straßenverkehrs. Gelegentlich kommt es bei der Kapselanwendung zu unangenehmer Übelkeit, die zum Abbrechen der Therapie Anlaß gibt. Über das Abhängigkeitspotential möchte ich mir kein Urteil erlauben, darauf war die Prüfung auch nicht ausgelegt.

Nun zu den Indikationen, die sich uns im Laufe der Jahre bewährt haben. In Tabelle 10 sind einige Anwendungsgebiete aufgeführt, bei denen sich Pentazocin *parenteral* seit Jahren bewährt hat.

Seit wir Pentazocin oral und als Suppositorien verordnen, können wir die in der Tabelle 11 angeführten Anwendungsgebiete empfehlen; in dieser Tabelle zunächst die einzelnen Indikationen in der Unfallchirurgie. Die Spalten der sog. „akuten Schmerzen" sind besonders zu beachten. Die rechte Spalte hingegen bedarf einer weiteren Erläuterung. Hier handelt es sich um chronische Schmerzen, bei denen wir weder oral noch rektal über längere Zeit verordnen müssen, da die stationäre Liegezeit dieser Patienten bei uns relativ kurz gehalten wird.

In Tabelle 12 finden sich die Anwendungsgebiete für die Allgemeinchirurgie. Pentazocin wird von uns auch bei Oberbauchschmerzen und Koliken deshalb ohne Bedenken angewendet, weil Morphin einen Spasmus des Sphincter Oddi mit ausgeprägtem Anstieg des Gallengangdrucks verursacht; dasselbe gilt, wenn

auch weniger ausgeprägt, für Pethidin. Pentazocin hingegen hat eine fast zu vernachlässigende Wirkung auf diesen Schleusenmechanismus.
Auch in der Allgemeinchirurgie gilt für die Indikationen der in der Spalte „chronische Schmerzen“ aufgeführten Erkrankungen sicherlich die Einschränkung, daß für die kurze Zeit des Aufenthalts in einer Chirurgischen Klinik Pentazocin ohne weiteres über Tage oder gar einige Wochen gegeben werden kann, dann aber doch wegen einer zu befürchtenden Gewöhnung an das Analgetikum gewechselt werden sollte.
So wäre zusammenzufassen, daß für die stationäre Behandlung akuter und postoperativer Schmerzen in der Traumatologie ebenso wie in der Abdominal- und Gefäßchirurgie Pentazocin in Kapsel- und Suppositorienform als potentes Analgetikum weiter zu empfehlen ist.

6. Pentazocin in der Gastroenterologie und Akutmedizin

G. Palme

Ich möchte das Thema dahingehend variieren, daß ich hier über die Anwendung von Pentazocin bei der Laparoskopie und der Notfall-Endoskopie referiere. Dies soll keine Einschränkung der Indikation bedeuten, vielmehr eine Präzisierung des Themas darstellen.

Die „explorative Laparoskopie" steht heute in der Klinik bei unklaren Leber-, Gallenblasen- und Pankreaserkrankungen sowie im Rahmen einer allgemeinen Tumorsuche im Abdominalraum neben der Sonographie am Anfang einer stationären Untersuchung und hat die explorative Laparotomie weitgehend verdrängt. Ebenso ist die Notfall-Endoskopie, sowohl die perorale als die peranale Form, der erste Schritt für die Diagnostik und Ortung akuter gastrointestinaler Blutungen und liefert die Basisinformation für das therapeutische Procedere.

Besonders die explorative Laparoskopie in Lokalanästhesie ist ein geeignetes Modell für die Prüfung von analgetisch wirksamen Arzneimitteln, da der zu erwartende Schmerz bei diesem weitgehend standardisierten Eingriff von erfahrenen Untersuchern recht präzise einzuschätzen ist. Um eine bessere Beurteilung vornehmen zu können, haben wir die herkömmliche Methode der Prämedikation nach einem starren Schema dahingehend modifiziert, daß wir eine *bedarfsadaptierte* Analgesie während der Untersuchung durchführen.

Wir gehen dabei folgendermaßen vor:

Der Patient erhält ca. 1–2 Stunden vor dem geplanten Eingriff auf der Station 5–10 mg Diazepam intramuskulär. Jede weitere Medikation, insbesondere die Verabreichung eines Analgetikums, erfolgt nun unmittelbar vor und während der Untersuchung über einen venösen Zugang.

Dieses Vorgehen hat folgende Vorteile:

1. kann die Dosierung individuell und dem jeweiligen Bedarf angeglichen werden und
2. unterliegt sie hinsichtlich der Wirkung und evtl. Nebenwirkungen direkt der ärztlichen Kontrolle und Beurteilung.

Die bedarfsadaptierte Analgesie wurde von uns in den letzten 9 Jahren bei ca. 5000 Laparoskopien und über 300 Notfall-Endoskopien durchgeführt.

Als Analgetikum haben wir vor allem Tilidin, Pentazocin und neuerdings Tramadol eingesetzt [74, 84]. Diese Beschränkung in der Auswahl erfolgte deshalb, weil sich für den praktischen Ablauf in der Endoskopie, insbesondere in Notfall-Situationen nach unseren Erfahrungen grundsätzlich nur solche Analgetika eignen, die nicht der Betäubungsmittel-Verschreibungs-Verordnung unterliegen. Die dadurch entfallenden organisatorischen Maßnahmen – wie sie das BTM-Gesetz vorschreibt – stellen für Pflegepersonal und Ärzte eine erhebliche

Erleichterung und Rationalisierung dar, die in Notfällen ganz entscheidend sein kann.
Vom Pentazocin werden initial beim normalgewichtigen Patienten 15 mg i. v. injiziert und je nach Bedarf während des Eingriffs weitere 15–30 mg unter laufender Kontrolle von Atmung und Kreislauf verabreicht. Die Gesamtdosis von 30–45 mg sollte wegen der atemdepressiven Wirkung nicht überschritten werden. Dies ist insbesondere für die Laparoskopie von Bedeutung, da bereits die Anlage des Pneumoperitoneums zu einem Abfall des arteriellen Sauerstoffdrucks und einem signifikanten Anstieg der venösen Beimischung führt [65, 68]. Patienten mit obstruktiven und restriktiven pulmonalen Erkrankungen erhalten deshalb kein Pentazocin während der Laparoskopie, sondern z. B. Tramadol.
Die Kombination von Pentazocin und 10 mg Diazepam potenziert die Sedierung des Patienten und führt zu einer wünschenswerten Distanzierung von dem Eingriff, ohne daß man den Kontakt mit dem Patienten verliert. Nahezu 90% der Patienten waren in der angegebenen Dosis von Pentazocin und Diazepam bei diesem definierten Eingriff schmerzfrei bzw. fanden die Untersuchung erträglich. Der Rest klagte über Schmerzen, meistens wegen Zwerchfellkrampf oder Peritonealreizung gegen Ende der Untersuchung. Diese Patienten erhielten Metamizol.
Komplikationen wurden in der angegebenen Dosierung und dem geschilderten Vorgehen praktisch nicht beobachtet. Es ist hervorzuheben, daß durch die von uns geübte Prämedikation keine Verschlechterung der Lebersituation zu beobachten war, dies auch dann nicht, wenn bereits schwerwiegende Leberschäden vorlagen. Leichte *Nebenwirkungen* wie Schwindel, Nausea und Erbrechen wurden in ca. 10% der Patienten beobachtet.
Als gewisser Nachteil bei der Laparoskopie ist die durch Pentazocin hervorgerufene Verzögerung der Bewegungsabläufe des Magen-Darm-Traktes anzusehen, da diese besonders in der Beurteilung mancher Dünn- und Dickdarmerkrankungen von Bedeutung sein können. Diese Peristaltikhemmung wird allerdings erst jenseits von 30 mg evident.

Zusammenfassend hat sich Pentazocin für die bedarfsadaptierte Analgesie bei der Laparoskopie und Notfall-Endoskopie gut bewährt. Die analgetische Potenz von Pentazocin ist für diese diagnostische Intervention völlig ausreichend. Für die Auswahl von Pentazocin in diesen speziellen Indikationen der Akut- und Notfallmedizin war nicht zuletzt der Umstand von Bedeutung, daß dieses Analgetikum nicht der Betäubungsmittel-Verschreibungs-Verordnung untersteht, wodurch eine erhebliche organisatorische Erleichterung für Pflegepersonal und Ärzte registriert werden konnte.

Diskussion

Kubicki: Ich danke, meine Herren, für die prägnanten Übersichten und stelle beide Vorträge zur Diskussion. Bitte, Herr De Castro.

De Castro: Verwenden Sie kurarisierende Substanzen für Ihre Untersuchungen?

Palme: Nein. Wir machen unsere diagnostischen Eingriffe ganz überwiegend in Lokalanästhesie und nicht in Vollnarkose wie die Gynäkologen, die Laparoskopien meistens in Allgemeinnarkose machen, weil sie eine Relaxierung des Zwerchfells wünschen.

Coper: Bei akuter Verwendung von Pentazocin gibt es keine Diskussionen. Wenn Sie aber über längere Zeit Pentazocin geben, beobachten Sie dann Toleranzerscheinungen? Wie läßt sich ausschließen, daß, sofern vorhanden, Gewöhnungseffekte durch erlerntes Verhalten kaschiert werden und die Patienten einen objektiv nicht mehr nachweisbaren analgetischen Effekt dennoch empfinden? Wahrscheinlich sind Versuche mit Plazebo nicht möglich, doch wäre es wünschenswert, dieses Phänomen zu berücksichtigen. Bekanntlich können Schlafmittel anfangs durchaus wirksam sein und trotz Wirkungsverlust durch einsetzende Gewöhnung weiter den gewünschten Effekt zeigen, denn das Einschlafen ist nun mit einer eingefahrenen Situation verknüpft. Gibt es so etwas Ähnliches auch beim Pentazocin oder anderen Analgetika?

Simonis: Im großen und ganzen kann ich Ihre Auffassung aus klinischer Sicht bestätigen. Ich möchte jedoch betonen, daß dieser nicht ganz klar definierbare Gewöhnungseffekt offensichtlich bei allen Analgetika nach einem mehr oder weniger langen Zeitraum eintritt. Besonders problematisch sind daher Patienten mit inkurablen malignen Tumoren und Kranke mit schweren arteriellen Durchblutungsstörungen. Ich könnte Ihnen hier spontan kein Analgetikum nennen, welches über längere Zeit einen für Patienten und Therapeuten zufriedenstellenden Effekt aufweist. Auf der anderen Seite muß ich die Einschränkung machen, daß wir – bedingt durch die kurze stationäre Verweildauer unserer Patienten – relativ selten Gelegenheit haben, solche Gewöhnungseffekte zu beobachten. Bei schweren chronischen Schmerzzuständen müssen wir allenfalls wegen einer sich abschwächenden analgetischen Effektivität das Präparat wechseln. Gelegentlich reicht auch eine Dosissteigerung, z. B. bei Pentazocin, da die sonst störenden Begleiteffekte, wie z. B. Schläfrigkeit, hier gerne in Kauf genommen werden.

Coper: Was man tut, steht auf einem Blatt, die Interpretation des Effekts auf einem anderen. Was bewirkt eigentlich das Diazepam in diesem Zusammenhang? Erzielt man mit Diazepam größere analgetische Effekte oder ist die Sedierung selbst ein wesentlicher Effekt der Analgesie?

Palme: Da würde ich Ihnen völlig zustimmen. Wenn man genug Zeit hätte, mit dem Patienten im Vorbereitungsraum die Prozedur, die auf ihn zukommt, eingehend durchzusprechen, dann könnte man auf Diazepam weitestgehend verzichten. Aber das Diazepam wird bei uns ja schon auf der Station gegeben, um die Belastung durch den Transport und das Warten im Vorbereitungsraum abzufangen. Dann erhält der Patient vor dem Eingriff Pentazocin. Auf eine Allgemeinanästhesie müssen wir jedoch verzichten, weil wir bei der Laparoskopie die Kooperation des Patienten brauchen. Er muß gegendrücken, wenn wir den Trokar einführen usw. Das machen Patienten aber nur dann gut mit, wenn sie frei von Angst, aber auch genügend sediert sind.

Coper: Und wenn Sie auf Pentazocin verzichten, dafür aber Diazepam etwas höher dosieren würden?

Palme: Das haben wir probiert. Dazu bräuchte man jedoch relativ hohe Dosen und – bedarfsadaptiert – könnte das u. U. sehr kritisch werden, von dem sehr langen „hang-over“ ganz abgesehen.

Coper: Gut! Sie haben „hang-over“-Effekte. Aber an Atemstillstand usw. stirbt unter diesen Umständen ja wohl keiner.

Palme: Nein! Das behaupten aber einige Autoren.

Simonis: Also mir sind zwei Todesfälle mit Herzstillstand bekannt, und zwar nach nicht ganz vorsichtig dosierter intravenöser Diazepam-Applikation. Bei i. v.-Applikation von Diazepam muß man sehr vorsichtig sein, obwohl andererseits intramuskulär – beim Tetanus z. B. – bis zu 300 mg gegeben werden.

De Castro: Haben Sie erprobt, Diazepam durch Flunitrazepam zu ersetzen?

Kubicki: Bei Flunitrazepam i. v. – denke ich – bekommt der Patient eine Narkose, und dann ist es mit der Kooperation vorbei. Und die Mitarbeit ist ja bekanntlich nach dem Erwachen aus einer Narkose erst einmal schlecht.

Palme: Ja, Herr De Castro, wir legen großen Wert auf die Kooperation des Patienten, nicht nur auf die Sedierung. Und die ist unter Diazepam-Pentazocin doch fast ideal.

De Castro: Die Chirurgen sind natürlich deshalb zufrieden, weil Flunitrazepam stärker amnestisch wirkt.

Palme: Ja, bei der Notfall-Gastroskopie braucht man eigentlich nicht so sehr kooperativ zu sein, da wäre daran zu denken.

De Castro: Also, das möchte ich betonen, bei Magen-Endoskopien sind Pentazocin und Flunitrazepam in kleinen Dosen sehr günstig.

Palme: Wenn überhaupt, dann nur kleine Dosen im Notfall! Für die tägliche Gastroskopie, die wir ja meist ambulant durchführen, geben wir jedoch in der Regel keine Prämedikation, und das geht gut.

Neuhaus: Wie ist es bei der Kolon-Endoskopie mit der Motilität?

Palme: Bei der Kolon-Endoskopie ist es wünschenswert, daß die Motilität herabgesetzt ist, und da ist Pentazocin sehr gut geeignet. Pentazocin reicht allerdings manchmal nicht ganz aus, wenn ein Eingriff sich über längere Zeit hinzieht und schmerzhaft ist. Aber wir verwenden Pentazocin bei der Kolon-Endoskopie sehr gern, und zwar viel lieber als Pethidin, denn Pethidin ist gefährlich. Man kann unter Pethidin perforieren, ohne daß man es sofort merkt. Das ist beim Pentazocin in den üblichen Dosen kaum möglich.
Aber ich hätte zum Beitrag von Herrn SIMONIS noch eine Bemerkung. Für mich als Gastroenterologen war es interessant zu hören, daß auch Sie sahen, daß Pentazocin den Druck im Gallenwegssystem und im Bereich der Papilla vateri, des Sphincter Oddi, offensichtlich herabsetzt, im Gegensatz zu Morphin etwa. Wir konnten das bestätigen. Auch ERCP, d. h. endoskopisch retrograde Cholangiopankreatikographien kann man unter Pentazocin durchführen. Das bedeutet, daß die Papille sondierbar sein muß und der Tonus des Sphincter Oddi nicht hoch ist. Mit Morphin gelingt es niemals; man kommt sonst mit der Sonde nicht durch, und auch unter Pethidin gibt es Schwierigkeiten. Aber da ist es eine Dosisfrage, denn Pethidin relaxiert ja den Sphinkter ebenfalls. Aber Pentazocin eignet sich für diese Indikation eben besser.

Kubicki: Hierher gehört ja wohl auch die Beobachtung, daß Pentazocin gerade in Bereichen, wo Morphin kontraindiziert ist, gut wirksam sein kann und die Erfahrung, daß unter den Patienten, die häufiger und über längere Zeit Pentazocin nahmen, sich vielfach solche mit Porphyrien befanden – eine ganz bemerkenswerte Häufung.
Bestehen zu beiden Vorträgen noch Fragen? Sonst würde ich gerne weiterschreiten und Herrn BEYER bitten, uns über die *neuen Aspekte der chemischen Analytik von Pentazocin* zu berichten. Das letzte Mal sprachen wir hier vor fast 6 Jahren darüber und in der Zwischenzeit sind doch sicher neue und bessere Methoden entwickelt worden.

7. Neuere Aspekte der Pentazocin-Analytik

K.-H. BEYER

Anläßlich des ersten Pentazocin-Symposiums [100] wurde bereits eingehender die Analytik behandelt und vor allem die Papierchromatographie, die Dünnschichtchromatographie und die Spektrophotometrie besprochen, sowie zum Schluß die Gaschromatographie erwähnt [6].

Untersucht man biologisches Material, z. B. Urin, so war den damaligen Ansichten zufolge zwei Methoden dieser vier genannten der Vorzug zu geben, nämlich der Dünnschicht- und der Gaschromatographie. *Gaschromatographische* Untersuchungen sind in der Zwischenzeit zur Routine geworden und die *Dünnschichtchromatographie* hat als relativ einfache Methode den Vorteil, daß sie als Screening fast überall eingesetzt werden kann und relativ rasch zu einer angemessenen Information verhilft, allerdings mit Einschränkungen, die bei derartigen Methoden immer zu machen sind. Grundsätzlich sollte an dieser Stelle vermerkt werden, daß zur Aussage im Rahmen der Toxikologie stets zwei oder mehr voneinander unabhängige Methoden eingesetzt werden sollten, die zu einem gleichartigen Ergebnis führen müssen.

Zur Untersuchung auf *Pentazocin* wird der Urin zunächst einer salzsauren Hydrolyse am Rückflußkühler unterworfen, weil die Glukuronid-Konjugate, die in Phase II der Metabolisierung gebildet werden, gespalten werden müssen; sonst ließe sich Pentazocin nicht extrahieren. Nach entsprechenden Aufbereitungen arbeiten wir gaschromatographisch heute überwiegend mittels N-FID (an einem HP-Gerät) (Tabelle 13).

Im allgemeinen gehen wir bei den gaschromatographischen Untersuchungen folgendermaßen vor:

a) Die Referenzverbindung, also Pentazocin, wird zuerst eingespritzt, um das Verhalten unter den jeweiligen Tagesbedingungen zu erfassen.
b) Der jeweilige Extrakt, z. B. aus dem Urin, wird eingespritzt.
c) Gemeinsam werden a) – also die Referenzsubstanz – und b), der Extrakt, eingespritzt.

Der gemeinsame Peak muß identisch mit dem von a) allein sein.

Als Methode der Wahl kann heute eindeutig die Geräte-Kombination eines Gaschromatographen mit einem Massenspektrometer angesehen werden, weil hier die Vorzüge einer guten Trennung (was bei der Matrix „biologisches Material" – in diesem Falle Urin – von großer Bedeutung ist) mit einer überwiegend eindeutigen Identifizierung gekoppelt sind. Der Gaschromatograph hat bei die-

Tabelle 13. Pentazocin-Analytik

Serum-Aufarbeitung: 2 ml Serum und 2 ml CCl_3 COOH mischen, zentrifugieren und Überstand abgießen – Niederschlag mit etwa 2–3 ml H_2O waschen, zentrifugieren und beide Zentrifugate vereinigen – auf pH 9 einstellen – auf Extrelut-Röhrchen aufbringen (dazu weiteres Vorgehen bei der Urin-Aufarbeitung).

Urin-Aufarbeitung: 10 ml Urin werden mit 5 ml 25%iger HCl versetzt – 30 min Hydrolyse am Rückflußkühler, abkühlen – auf pH 9 (mit NaOH-Plätzchen) einstellen – auf Extrelut-Röhrchen wie folgt aufbringen:

- Mit gesättigter Kaliumchlorid-Lösung auf 20 ml auffüllen und auf die Extrelut-Säule geben (die Säulenfüllung kann maximal nur 20 ml wäßrige Lösung aufnehmen; bei Übersättigung werden die Extrakte nicht wasserfrei).
- Nach 15 min wird mit einem Gemisch von Dichlormethan-Isopropanol (9+1), etwa 40 ml, eluiert.
- Das Eluat wird im Erlenmeyer-Kolben aufgefangen; nach 15–20 min ist die Säule trockengelaufen. Das Lösungsmittel wird im Stickstoffstrom verblasen, der Extrakt mit wenig Dichlormethan-Isopropanol in ein Birnenkölbchen übergespült und dort erneut getrocknet (quantitativ).

Analytik mittels Gaschromatographie:

Gerät (Typ):	HP 5730 A	Detektor:	N-FID
Einspritzblock:	300°	Ofen:	220–230°
Detektor:	350°	Trägergas:	N_2
Brenngas:	H_2/Luft	Retentionszeit:	etwa 3,3 min
Erfassungsmöglichkeit:	0,01 µg/µl		

sem Gerätesystem lediglich die Aufgabe, den eingespritzten Extrakt aufzutrennen, sofern er noch nicht in reiner Form vorliegt. Jede einzelne Verbindung, die sich durch einen Peak im Gaschromatographen zu erkennen gibt, kann durch entsprechende Schaltungen des Gerätesystems massenspektrometrisch bestimmt werden. Wie geschieht das? Die Massenspektrometrie dient zur Trennung und Messung der Massen chemischer, organischer Verbindungen. Da die massenabhängigen Eigenschaften neutraler Moleküle, wie Trägheit oder Diffusionsgeschwindigkeit, nicht rasch und selektiv genug wirksam werden, um darauf eine analytische Methode aufzubauen, werden Massentrennung und Messung an den *Ionen* durchgeführt. Das massenbedingte Verhalten von Ionen ist leicht durch elektrische und magnetische Felder zu beeinflussen und kann in einer Weise gelenkt werden, daß eine auch für analytische Zwecke ausreichend rasche und präzise Massentrennung resultiert. Vier Funktionen müssen dabei gewährleistet sein:

1. die Zuführung der Proben in geeigneter Form und Menge,
2. die Erzeugung der Ionen,
3. die Auftrennung der Ionen nach ihrer Masse und
4. die Registrierung und Präsentation der Daten in einer Form, die zur Bestimmung der Masse und Häufigkeit der Ionen geeignet ist.

Bei der *Zuführung der Proben* ist Voraussetzung, daß diese in die Dampfform überführt werden können, damit sie analysierbar werden. Ein minimaler Dampfdruck von 10^{-6} Torr darf nicht unterschritten werden. Probenmenge über Gaschromatograph-Massenspektrometer: 0,005–10 µg bei indirekter Zuführung, bei direkter Zuführung 0,5–100 µg.

Die *Elektronenstoß-Ionisation* nimmt unter mehreren Möglichkeiten einen besonderen Platz ein. Glühkathoden, meist aus Wolfram oder Rhenium, emittieren Elektronen, die quer zur Strömungsrichtung des Probendampfes gegen eine Anode beschleunigt und magnetisch gebündelt werden. Durch Stoß und Anlagerung werden unterwegs positive und negative Ionen erzeugt, an denen die Massenanalyse durchgeführt wird. Die Ausbeute an positiven Ionen ist eine Funktion der Elektronenenergie, bei uns 70 eV. Der analytisch bedeutendste Vorgang ist die Bildung einfach positiv geladener Ionen, die fast immer für die Untersuchung eingesetzt werden. Für die Trennung der gebildeten Ionen nach ihrer Masse und Ladung gibt es eine Reihe verschiedener Möglichkeiten. Allen gemeinsam ist, daß sie die massenabhängigen Eigenschaften von Ionen als bewegten Ladungsträgern zur Grundlage haben. Die erste Stufe der Massentrennung ist demzufolge immer eine Beschleunigung der Ionen durch elektrische Felder (etwa 800–8000 V). Die Größenordnung der Geschwindigkeiten von Ionen in analytischen Instrumenten liegt im Mittel bei 100 km/s. Heute kann man mit einem modernen Gerätesystem die ausgemessenen Massenspektrometer-Spektren von Tausenden von Verbindungen in Computern speichern und am Sichtgerät zu jedem Zeitpunkt vorlegen und ausdrucken lassen.
An dieser Stelle sei noch kurz an die früheren Ausführungen über die Biotransformation des Pentazocin [6] angeschlossen. Nach Untersuchungen von Pittman [86, 87] kommt es dabei zu einer Oxidation der terminalen CH_3-Gruppen, wobei sich zwei isomere Alkohole bilden. Der entwickelte Transalkohol wird weiter oxidiert zu einer Carboxylgruppe. Diese Metaboliten liegen im Harn als Glukuronid-Konjugate vor. Norpentazocin wurde allerdings nicht gefunden. Den Literaturangaben zufolge [86, 87] wird der ursprüngliche Wirkstoff in allen Applikationsformen schnell und nahezu vollständig metabolisiert; im Urin erscheinen weniger als 5% der applizierten Menge unverändert. Bei den gaschromatographisch-massenspektrometrischen Untersuchungen waren unter den hier gewählten Anfertigungsbedingungen diese beschriebenen Metaboliten nicht zu finden; über das Massenspektrum war allerdings ein Metabolit mit der Massenzahl 217,32 zu gewinnen, der durch die Abspaltung der Seitenkette entstanden sein könnte. In einem anderen Arbeitskreis ist das gleiche Pentazocin-Fragment beobachtet worden. Da wir in Berlin zu wenige Pentazocin-Fälle haben, um weitere Untersuchungen durchführen zu können, müssen diese Beobachtungen mit dem notwendigen Vorbehalt beschrieben werden, denn es ist bisher nicht auszuschließen, daß es sich bei dieser Verbindung mit der Massenzahl 217 um ein Artefakt handelt.

Diskussion

Kubicki: Herr BEYER, ich hätte zunächst eine etwas abseitige Frage. Wie oft tritt eigentlich Pentazocin bei dem Material, das bei Ihnen durchströmt, in Erscheinung?

Beyer: Ja, gut daß Sie diese Frage stellen. Zu Ihrem schönen Wort „durchströmt" muß ich sagen, daß an Pentazocin leider gar nichts strömt. Andernfalls hätten wir nämlich besseres Material für unsere Analysen gehabt, um in der Methodik weiterzukommen. Die Zahl der Pentazocin-Fälle ist aber extrem gering, obwohl wir in Berlin zentral für alle Kliniken untersuchen und zusätzlich auch einiges für das Bundesgebiet. Wenn ich im Jahr aber 3 oder 4 Fälle entdecke, dann ist das schon sehr viel.

Kubicki: Fälle, in denen Pentazocin nachgewiesen wird?

Beyer: Zumindest die Frage auftaucht. Am Ende kommt dann oft nicht einmal etwas heraus, sondern andere Verbindungen. Jedenfalls haben wir derzeit weit weniger Pentazocin-Fälle als vor 6 Jahren. Da hatten wir etwa 30 oder 40.

Coper: Könnten Sie auch *minimale* Mengen unveränderter Substanz nachweisen?

Beyer: Ja.

Coper: Auch noch nach Hydrolyse?

Beyer: Ja, denn die Hydrolyse betrifft nur die Spaltung der Pentazocin-Glukuronide und nicht das Pentazocin selbst.

Kubicki: Muß man da nicht auch den Zeitfaktor berücksichtigen?

Coper: Ja sicherlich; die Menge gibt nur einen Anhaltspunkt. Wir hatten aber Gerichtsgutachten, wo behauptet wurde, daß eine Substanz gefunden worden wäre, während tatsächlich Metaboliten untersucht wurden. Im Prinzip kann man dann nicht sagen, man habe die unveränderte Substanz gefunden, sie läßt sich meistens nur nachweisen, wenn die Dosis relativ hoch war.

Beyer: Wenn wir eine indirekte Analytik über Metaboliten machen, Herr COPER, geben wir es auch in unseren Befunden an. Dies nur zur Klarstellung.

Beispielsweise Benzodiazepine: diese werden ja praktisch vollständig metabolisiert. Wir gehen bei der Analytik über Benzophenone und rechnen dann um auf ein entsprechendes Benzodiazepin. Wir schreiben dann aber immer „berechnet als“. Wenn wir über Hilfsverbindungen gehen, also mit einer Hilfskonstruktion, mit indirekter Analytik, dann können Sie überhaupt keine anderen Aussagen machen. Aussagen im pharmakokinetischen Bereich zu machen, ist ja insofern schwer, als von den Auftraggebern fast nie brauchbare Informationen z. B. über die Zeitverläufe vorliegen. Bei Patienten, die reanimiert werden müssen, fehlt die Anamnese sowieso zunächst, und die anderen Patienten verschweigen nicht selten die konkreten Hinweise darauf, wann die Verbindung eingenommen wurde etc. Dadurch erfahren wir nichts, was für uns hilfreich wäre.

Coper: Schon richtig. Nur wenn der Anteil der unveränderten freien Substanz hoch ist, kann davon ausgegangen werden, daß der Patient mehr genommen hat, als wenn dieser Anteil relativ gering ist.

Beyer: Herr Coper, an dieser Stelle muß ich Ihnen ein bißchen widersprechen. Ich denke hier an die Bromharnstoff-Derivate. Bei Adaption werden hier von den Patienten abnorme Mengen ausgeschieden. Am Tag konnten 20–30 Tabletten geschluckt werden, und es war nicht eine Spur der ursprünglichen Verbindung nachweisbar. Die Patienten konnten also 100%ig metabolisieren. Dagegen war bei Patienten, die in suizidaler Absicht eine einmalige Dosis von 8 oder 15 Tabletten nahmen, die ursprüngliche Verbindung noch nachweisbar. Da ist es genau umgekehrt, wie Sie es sagen. Das heißt doch: von Verbindung zu Verbindung gibt es entscheidende Unterschiede. Ich sage es ganz offen: es fehlt an Pentazocin-Fällen, um die Methodiken besser aufbauen und absichern zu können.

Neuhaus: Herr Beyer, aus dem therapeutischen Bereich könnten wir Ihnen doch Material liefern, damit Sie die Biotransformation klären können.

Beyer: Das wäre sehr schön.

De Castro: Gibt es eigentlich Radioimmunoassay-Methoden für Pentazocin?

Beyer: Ja, wir arbeiten daran.

De Castro: Mit diesen Methoden hätten Sie nicht die Schwierigkeiten mit Metaboliten.

Beyer: Da bin ich nicht so sicher. Ich weiß letztlich nicht, was ich da mit der Aktivität messe. Mir ist da die MS-Analyse schon lieber, weil ich über das Fragmentierungsmuster zuordnen kann, und das ist dann wie ein Fingerprint.

Herz: Sie können mit einem Immunoassay erst etwas anfangen, wenn Sie über den Metabolismus Bescheid wissen und Informationen darüber haben, ob die Metaboliten noch wirksam sind und vom Immunoassay miterfaßt werden.

Coper: Gibt es eigentlich irgendwie eine Induktion?

Beyer: In der Literatur habe ich bisher nichts darüber gelesen.

Coper: Durch die Hydroxylierung müßte eine Induktion möglich sein.

Beyer: Es gibt leider sehr wenig Literatur was Analytik und Biotransformation des Pentazocin anbelangt.

Kubicki: Ja, dann danke ich Ihnen und würde nun gerne Herrn ROMMELSPACHER bitten, uns einen Literaturüberblick zum Pentazocin in der Drogenszene zu geben.

8. Zur Frage des Abhängigkeitspotentials und des Mißbrauchs von Pentazocin

H. Rommelspacher

Im folgenden Bericht will ich versuchen, Ihnen einen knappen Überblick der Literatur zum Thema „Abhängigkeitspotential und Mißbrauch von Pentazocin" zu vermitteln. Dabei muß ich mich auf einige prägnante Beispiele beschränken, die meine Ansicht belegen sollen, daß Pentazocin zu psychischer und physischer Abhängigkeit führen kann [110]. Der Berichtszeitraum beginnt mit der Erprobung des Pharmakons Anfang der 60er Jahre und endet im Januar 1979.

Da es sich bei Pentazocin um einen Partialagonisten der Opioide handelt [2, 4, 7, 48, 103] liegt es nahe, Pentazocin besonders im Hinblick auf die Ähnlichkeit seiner Wirkungen mit denen des Morphin zu prüfen.

Anfang der 60er Jahre legten Keats und Telford [55], Sadove und Balagot [90, 91] sowie Hinshaw u. Mitarb. [45] ausführliche Erfahrungsberichte über die Wirkung von Pentazocin am Menschen vor. Ein Teil der Probanden berichtete, daß Pentazocin in Dosen von 20 mg bzw. 40 mg/70 kg Körpergewicht ähnliche Empfindungen hervorruft wie Morphin. Dazu wurden Sedierung, Euphorie, aber auch Unruhe und bei etwa 10% Halluzinationen gerechnet [23]. Anzumerken ist, daß die Probanden Erfahrungen mit Morphin hatten. Die Autoren berichteten, daß die Symptome in der Regel weniger ausgeprägt waren als nach den bekannten Betäubungsmitteln.

Fraser und Rosenberg [26] gaben Probanden mit Morphinerfahrung mindestens 7 Tage lang Pentazocin in steigenden Dosen, bei einer Anfangsdosis von 35 mg/70 kg Körpergewicht. Aus verschiedenen Gründen lehnten diese Pentazocin ab. Eine Person hörte mit der Medikation auf, weil sie keine betäubungsmittelähnlichen Symptome verspürte. Eine andere setzte Pentazocin ab, weil sie „Schmetterlinge im Magen" fühlte. Ein dritter Proband empfand zwar Pentazocin als Betäubungsmittel, es habe jedoch keine anregende Wirkung.

Inciardi und Chambers [52] befragten 1494 Drogenabhängige. Von diesen hatten 80 Erfahrungen mit Pentazocin. 11 von ihnen (= 0,74%) waren psychisch abhängig wegen der euphorisierenden Wirkung der Substanz. Charakteristisch war für diese Personen, daß sie zuvor von anderen Pharmaka abhängig waren, die nicht zu den Betäubungsmitteln gerechnet werden. Sie hatten eine überdurchschnittliche Ausbildung und waren im Mittel 29 Jahre alt. Die 11 Abhängigen zeichneten sich durch häufiges Experimentieren mit Drogen aus. Eine 21jährige Studentin bevorzugte Pentazocin vor allen anderen Drogen. Heroin-Abhängige zeigten wenig Interesse für Pentazocin.

Jasinski u. Mitarb. [53] fanden bei 12 gesunden Probanden, die vor der Befragung Erfahrung mit Betäubungsmitteln hatten, daß die subjektive Wirkung von 40 mg/70 kg Pentazocin, subkutan injiziert, mit der von 10 mg Morphin wirkungsgleich ist. Nach 60 mg/70 kg ähnelten die Effekte mehr denen des Nalorphin, bei dem eine Dysphorie im Vordergrund steht. Die Erhöhung der Dosis führte nicht zu einer Zunahme der „Opiat-Symptome“ und auch nicht zu einer Zunahme auf der sog. Morphin-Amphetamin-Skala, mit der die Untersucher morphinähnliche Euphorie erfassen. Jedoch führte die Dosiserhöhung zu einem Anstieg der Werte auf der sog. Pentobarbital-Chlorpromazin-Alkohol-Skala, mit der die subjektiven Empfindungen erfaßt werden, wie sie Sedativa und Tranquilizer hervorrufen. Die Dosiserhöhung führte auch zu höheren Werten auf der sog. LSD-Skala, mit der psychotomimetische Effekte beurteilt werden können.

Eckmann u. Mitarb. [21] analysierten die der Arzneimittelkommission der Deutschen Ärzteschaft und der Firma Winthrop bis Mai 1972 gemeldeten 60 Fälle von Pentazocin-Abhängigkeit in der Bundesrepublik Deutschland. Von diesen konnten 41 Personen näher geprüft werden. Neun waren eigentlich pentazocinabhängig, d. h. Pentazocin war offensichtlich das eigentliche Mittel, das zur psychischen oder physischen Abhängigkeit führte. Nur zwei wurden innerhalb der Drogenszene abhängig.

Glatt [30] berichtete 1977 von 10 Patienten, die im Laufe von 10 Jahren in seine Klinik aufgenommen wurden und psychisch von Pentazocin abhängig waren. Alle hatten früher oder gleichzeitig Medikamente und/oder Alkohol mißbraucht. Pentazocin war bei allen zuerst aus medizinischer Indikation wegen starker Schmerzen verschrieben worden. Die Abstinenzsymptome konnten durch erneute Gabe von Pentazocin aufgehoben werden. Die Abhängigen beschrieben, sie verspürten nach Pentazocin einen „mild lift“.

Schuster u. Mitarb. [98] unternahmen den Versuch, das Mißbrauchspotential von oral aufgenommenem Pentazocin bei Heroin-Abhängigen festzustellen. Die Gruppe bestand aus 25 Probanden, die 8 × 50 mg Pentazocin pro Tag für 5 Tage und einen Geldbetrag bekamen. Die Aussicht, Pentazocin in der Ausgabestelle der Klinik zu bekommen, motivierte die Probanden nicht stärker, diese Mühe auf sich zu nehmen, als Plazebo. Die „return rate“ war für Methadon (8 × 5 mg/die) oder Codein (8 × 50 mg/die) höher als die für Pentazocin. Bei sämtlichen Probanden wurde in Urinproben Morphin nachgewiesen.

Kuo u. Mitarb. berichteten 1977 aus einer Drogenklinik über 40 Personen, bei denen Abhängigkeit von Pentazocin vermutet wurde und die von Dezember 1974 bis April 1976 dort behandelt wurden [61]. Der Bericht scheint neue Tendenzen bezüglich des Kreises der Betroffenen und der Effekte von Pentazocin aufzuzeigen [21, 63, 109]. Noch 1976 wurde in einer Arbeit aus Japan [43] über drei Fälle von Drogenabhängigkeit betont, daß diese aus dem Bereich des Gesundheitswesens stammen. In dieser Arbeit sind es Personen aus der Drogenszene und wesentlich jüngere, nämlich unter 20 Jahren. Auf diese Veränderungen weist auch die FDA in ihrem jüngsten Bericht hin [25]. Danach greifen wegen der verminderten Qualität des Heroin und den größeren Schwierigkeiten, sich dieses zu beschaffen, immer mehr Abhängige zu Pentazocin. Bemerkenswert an diesem Bericht von Kuo u. Mitarb. [61] scheint auch, daß die Abhängigen berichten, sie hätten zwar anfangs unangenehme Eindrücke gehabt, nach der dritten oder vierten Injektion aber angenehme Empfindungen. Auch eine Dosissteigerung, über die auch in anderen Berichten die Rede war, wurde von den Abhängigen vorgenommen (z. B. 600 mg Pentazocin/die). Neben diesen unangenehmen Empfindungen wurde über Konzentrationsstörungen, verschwommenes Sehen und Wutausbrüche berichtet. Nur bei 2 der 40 Personen wurde Pentazocin ursprünglich als Schmerzmittel verschrieben. Außerdem wird von Kuo u. Mitarb. [61] berichtet, daß nach Absetzen von Pentazocin das dann auftretende Unbehagen und der Drang, sich die Substanz zu beschaffen, als besonders unangenehm empfunden wurde.

Kelly berichtete 1977 von einer irischen Drogenberatungsstelle [56] über drei Pentazocin-Abhängige unter 1000. Pentazocin wurde zusammen mit anderen Drogen eingenommen, war nie die Droge der Wahl und wurde spontan aufgegeben, weil es offenbar für die Patienten nicht die erwünschte Wirkung hatte.

In einem 1978 erschienenen Bericht aus Birmingham [58] wurde darauf verwiesen, daß Pentazocin von zahlreichen Personen genommen wird, die auch andere Drogen mißbrauchen; so gäbe es einen Schwarzen Markt für Pentazocin. Der Grund für die Einnahme sei Euphorie, die durch Pentazocin hervorgerufen werde. Der Grund, Pentazocin nicht abzusetzen, seien die starken Entzugssymptome. Die Autoren entnahmen den Befragungen ihrer 6 Patienten, von denen 4 der Gruppe der Gesundheitsberufe zugerechnet werden können, daß dies nur die Spitze eines wesentlich größeren Problems ist. Eine der aufgenommenen Patientinnen nahm 300–400 mg Pentazocin intravenös pro Tag.

In einem Bericht vom April 1978 [99] aus Chicago und Juli 1978 aus St. Louis [88] wurde darauf aufmerksam gemacht, daß Pentazocin auch im Straßenhandel vertrieben wird. Meist werden Tabletten zermörsert und kombiniert mit Tripelennamin in einer wäßrigen Lösung intravenös gespritzt. Der Effekt wird nur in dieser Kombination erzielt, nicht nach Injektion der Einzelsubstanzen und wird als „T's and Blues" bezeichnet. Er erfreut sich unter Drogenabhängigen einer beträchtlichen Popularität.

Damit läßt sich die Feststellung treffen, daß Pentazocin zu psychischer Abhängigkeit führen kann. Offenbar spielt die verabreichte Dosis eine Rolle, denn bei Gabe über 60 mg treten aversive Symptome auf. Außerdem tritt psychische Abhängigkeit in der aus medizinischer Indikation verabreichten Menge selbst nach wochenlangem Gebrauch sehr selten auf. Wenn die Häufigkeit der Applikation und die Dauer der Einnahme über diesen Zeitraum hinausgehen, nimmt die Gefahr der psychischen Abhängigkeit deutlich zu [1, 13, 17, 19, 35, 57, 60, 69, 105, 107].

Die Gruppe der Gefährdeten scheint sich von der der Heroin-Gefährdeten zu unterscheiden. Die Pentazocin-Abhängigen hatten zunächst häufig mit anderen Medikamenten wie Schlafmittel und Tranquilizer experimentiert. Außerdem kamen sie mit Pentazocin während einer medizinischen Behandlung in Kontakt und realisierten häufig zunächst nicht, daß sie von Pentazocin abhängig waren. Ein Grund, Pentazocin zu nehmen, war seine leichte Beschaffbarkeit, und daß dem Medikament nicht das Odium der Illegalität anhaftet. Pentazocin wurde den Patienten häufig mit dem Hinweis angeboten, es mache nicht abhängig, was eine vorsichtige und kritische Einstellung dem Medikament gegenüber nicht aufkommen ließ. Der illegale Straßenverkauf spielte für die Beschaffung von Pentazocin insgesamt eine geringe Rolle. Von einem Abhängigen wurde berichtet, daß in den Apotheken ein Rezept mehrmals verwendet werden konnte. Es sei aber auf die zitierten Berichte aus den beiden letzten Jahren aufmerksam gemacht, die auf eine Tendenzwende, was die Gruppe der Abhängigen und die Frage der Illegalität angeht, hinweisen. Über eine solche Tendenz liegen für die

Bundesrepublik Deutschland und Berlin/West bisher keine Veröffentlichungen vor.

Im folgenden soll noch kurz auf die Frage eingegangen werden, ob Pentazocin auch zu physischer Abhängigkeit führen kann.

Jasinski u. Mitarb. [53] gaben 6 Freiwilligen subkutane Injektionen von 522–684 mg/die. Am 22., 23. und 24. Tag wurden Entzugstests durchgeführt. Die Dosierung wurde bei 4 Personen am 25. Tag fortgesetzt. Folgende Symptome traten auf: Miosis, Verminderung der Atmungsrate, Erhöhung des systolischen und diastolischen Blutdrucks, Gleichgewichtsverlust, Appetitlosigkeit. Dazu kamen noch einzelne Beschwerden, deren Auftreten nicht signifikant war, z. B. Euphorie und Schlafstörungen. Während der Behandlung gaben 3 von 6 Probanden zu irgendeinem Zeitpunkt an, sie würden diese Substanz gerne jeden Tag einnehmen. Die Autoren kommen zu dem Schluß, daß Pentazocin sich nicht von Nalorphin und Cyclazocin unterscheidet. Mit Nalorphin (12 mg/70 kg) konnte kein Entzug provoziert werden, jedoch mit 3,5–4 mg/70 kg Naloxon. Die Probanden empfanden die Symptomatik als opiatähnlich. Sie verlangten nach Opiaten, um die Symptomatik zu bekämpfen. Dieses „drug-seeking-behavior" unterscheidet das Pentazocin-Abstinenzsyndrom von dem des Nalorphin und Cyclazocin.

Schoolar u. Mitarb. [97] berichteten 1969 aus einer Drogenklinik von vier Frauen, die bei der Aufnahme zwischen 135 und 950 mg Pentazocin nahmen. Nach Absetzen zeigten sie Entzugssymptome, die mit Methadon aufgehoben werden konnten.

Wendel [108] analysierte die bis 15. 7. 1970 bekannten Fälle von Pentazocin-Abhängigkeit. Er berichtete von 64 Personen, die Entzugssymptome nach Pentazocin-Medikation zeigten. 50 von ihnen waren tatsächlich physisch abhängig, während 14 Störungen zeigten, die ausschließlich auf psychische Abhängigkeit hinwiesen.

In einer neueren Arbeit [3] wird berichtet, daß nach abrupter Unterbrechung einer Behandlung mit hohen Dosen (500–700 mg Pentazocin/die) Entzugssymptome auftreten können. Dabei handelte es sich um Lethargie, Gähnkrämpfe, heftiges Niesen, Rhinorrhoe, krampfartige Bauchschmerzen und Erregungszustände. Die Beschwerden waren wesentlich leichter als nach Morphinentzug und erforderten in der Regel keine Behandlung. Die Symptome traten außerdem selten auf. Die Autoren stellten in diesem Zusammenhang fest, daß Patienten, die unter Schmerzen leiden, auf ihr Analgetikum fixiert sind, und zwar um so stärker, je stärker sie die Schmerzen empfinden. Dies kann nicht als Hinweis auf ein abhängigkeitsauslösendes Potential eines Schmerzmittels dienen.

Zusammenfassend läßt sich feststellen, daß Pentazocin in der in der Klinik und ärztlichen Praxis verwendeten Dosierung auch nach wochenlangem Gebrauch zu keiner bzw. nicht behandlungsbedürftiger Entzugssymptomatik nach Absetzen führt. Wenn das Pharmakon jedoch über einen längeren Zeitraum mit in der Regel damit verbundenen Dosissteigerungen eingenommen wird, kommt es nach Absetzen zu einer für die Betroffenen sehr unangenehmen Symptomatik. Neben diesen Berichten über spontanen Entzug gibt es auch solche über provozierten Entzug mit Naloxon. Auch unter der Behandlung mit der antagonistisch wirkenden Substanz war eine Entzugssymptomatik nachweisbar [62, 92, 93].

Abschließend möchte ich feststellen, daß Pentazocin zu physischer und psychischer Abhängigkeit führen kann. Auch die Entwicklung von Toleranz kann durch die Literatur gut belegt werden. Darüber hinaus gibt es zahlreiche Hinweise, daß Pentazocin mißbräuchlich verwendet wurde.
Obgleich die Substanz pharmakologisch zu den partiellen Opioid-Antagonisten gerechnet wird, kann sie im Sinne der Definition der Weltgesundheitsorganisation als Betäubungsmittel bezeichnet werden. Trotzdem zwingen meines Erachtens mehrere Besonderheiten des Medikaments dazu, vor einer Unterstellung von Pentazocin unter die Betäubungsmittel-Verschreibungs-Verordnung (BTMVV) berücksichtigt zu werden:

1. Pentazocin ist das einzige verfügbare, stark wirksame Analgetikum, das nicht der BTMVV unterstellt ist. Es wird mit gutem bis ausgezeichnetem Erfolg in zahlreichen Disziplinen der Medizin, vor allem den operativen Fächern, verwendet. Unter anderem hat es sich in der Gastroskopie bewährt, da es die Darmmotorik kaum beeinflußt, im Unterschied zu den übrigen Opiaten. In Notfallsituationen muß der Arzt in Klinik oder Praxis ein stark wirksames Analgetikum rasch zur Verfügung haben, ohne zuvor Kontrollmaßnahmen, die für ein Suchtmittel beachtet werden müssen, unterworfen zu sein.
2. Das Abhängigkeitspotential von Pentazocin ist verglichen mit dem von Morphin gering. Bei Beachtung der vom Hersteller empfohlenen Dosierung kann davon ausgegangen werden, daß Pentazocin nur selten zu psychischer Abhängigkeit führt, und daß Symptome von physischer Abhängigkeit, falls sie überhaupt auftreten, in den seltensten Fällen behandlungsbedürftig sind.
3. Die Angaben der Abhängigen sind unzuverlässig. Bei Personen, die behaupten, von Pentazocin abhängig zu sein, konnte nicht in jedem Fall Pentazocin oder einer seiner Metaboliten in Körperflüssigkeiten nachgewiesen werden. Diese Beobachtung kann so erklärt werden, daß Pentazocin vorgeschoben wird, um nicht in den Verdacht zu kommen, Suchtmittel im engeren Sinn genommen zu haben.
4. Aus mehreren Berichten geht hervor, daß vor allem bei Personen aus dem medizinischen Bereich chronische Einnahme nicht zu einem wesentlichen sozialen Abstieg führt.
5. Die meisten Berichte sprechen dafür, daß Pentazocin kein Substitut für Heroin ist. Außerdem empfinden Heroin-Abhängige eine zusätzliche Einnahme von Pentazocin meist als unangenehm.
6. Sollte sich der Gesetzgeber entschließen, Pentazocin der BTMVV zu unterstellen, so ist zu erwarten, daß in der Praxis auf Opioide wie Pethidin zurückgegriffen wird, die ein deutlich höheres Abhängigkeitspotential haben, aber billiger sind. Außerdem ist zu erwarten, daß Kontrollmöglichkeiten über den Gebrauch des Medikaments erschwert werden, wie sie weiter unten vorgeschlagen werden.
7. Aus Arbeiten von WENDEL [108] geht hervor, daß die Aufklärung über die Gefahr der Abhängigkeit von Pentazocin zu einer deutlichen Abnahme der Berichte von Fällen von Abhängigkeit führte. Anderen Schilderungen ist zu entnehmen, daß das Medikament zu Beginn einer Behandlung dem Patienten gegenüber als harmlos und nicht zur Abhängigkeit führend bezeichnet wurde. Deshalb kann angenommen werden, daß Aufklärung der Ärzteschaft

und eine kritischere Einstellung gegenüber den Gefahren der Pentazocin-Behandlung zu einer Abnahme der Zahl der Neu-Abhängigen führt.

8. Der größte Teil der Berichte über Abhängigkeit nach Pentazocin liegt aus den USA vor. In den Erhebungen des Bundeskriminalamtes für 1977 und 1978 wird Pentazocin als Ausweichdroge für Suchtmittel-Abhängige nicht erwähnt [8, 9]. Zwar kann daraus nicht geschlossen werden, daß Pentazocin im Straßenverkauf keine Rolle in Deutschland spielt. Es darf aber vermutet werden, daß es sich um kein großes Problem handelt.
9. In den USA gibt es seit 1972 ein System zur Erfassung von Substanzen, die zu Abhängigkeit führen: Drug Abuse Warning Network (DAWN) [20]. Es wurde von der Drug Enforcement Administration eingerichtet. Zweck der Organisation ist es,
   a) die Substanzen zu identifizieren, die zu Mißbrauch geführt haben und/oder der Person und der Gesellschaft Schaden zufügen;
   b) ein Profil der mißbräuchlich verwendeten Substanzen in ausgewählten Großstädten zu erstellen, um Trends zu erkennen und neue Substanzen zu erfassen sowie neue Kombinationen;
   c) Daten zur Verfügung zu stellen, um das relative Risiko für die Gesundheit und das relative Mißbrauchspotential zu erfassen;
   d) Daten zur Verfügung zu stellen, die für eine regelmäßige Kontrolle und Registrierung von mißbräuchlich verwendeten Substanzen notwendig ist.

   Da eine solche Organisation für die Bundesrepublik nur in Ansätzen existiert, ist es denkbar, daß ein gewisser Prozentsatz der Bevölkerung von einem Medikament oder einer Kombination von Medikamenten abhängig sein kann, ohne daß dies den zuständigen Behörden bekannt ist. Ich halte es deshalb für unbedingt erforderlich, eine solche Organisation einzurichten.
10. Ohne den Einfluß dreier Maßnahmen, Aufklärung der Ärzte, Einrichtung eines allgemeinen Kontrollsystems, vergleichbar dem DAWN, sowie einer direkten Kontrolle des Verbrauchs von Pentazocin, wie dies für Metformin besteht, zu kennen und konkrete Daten für die Bundesrepublik und Berlin/West in die Hand zu bekommen, halte ich die Unterstellung von Pentazocin unter die BTMVV für nicht gerechtfertigt.

Diskussion

Kubicki: Ich würde meinen, wir diskutieren diesen ganzen Komplex der Literatur unmittelbar. Herr LADEWIG?

Ladewig: Eine kurze Verständnisfrage: Sie haben betont, daß körperliche Entzugssymptome vor allem dann aufgetreten sind, wenn sehr hohe Dosen eingesetzt wurden. Dabei haben Sie eine Untersuchung erwähnt, wo Abstinenzsymptome mit Methadon kupiert wurden. Daraus entsteht ja sofort die Annahme, es gäbe so etwas wie eine Kreuztoleranz. Wie hoch waren in dieser Studie die Pentazocin-Dosen, wo die betreffenden – ich glaube, das waren Patienten, keine Freiwilligen – mit Methadon behandelt wurden?

Rommelspacher: Sie sprechen die Untersuchung von SCHOOLAR u. Mitarb. [97] an. Behandelt wurden 4 Frauen; die Pentazocin-Dosen lagen in diesen Fällen bei 135–950 mg, also relativ hoch, nicht mehr im therapeutischen Bereich.

Ladewig: Da müßte man fast jeden einzelnen Patientenbericht noch einmal genau durchschauen, denn das ist ein sehr weiter Dosisbereich, den man nur schwierig interpretieren kann.
Vielleicht aber noch eine Bemerkung zu dem Begriff „Narcotics", Betäubungsmittel. Die WHO gebraucht diesen Begriff an sich nicht. Ich glaube, man sollte da nicht bezüglich Pentazocin präjudizieren, indem man den Begriff „Narcotics" benutzt.

Rommelspacher: Ich habe mich da an den deutschen Begriff der Betäubungsmittel-Verschreibungs-Verordnung gehalten und will ihn auch nur in dem Sinne, wie er dort definiert ist, gebrauchen oder verstanden wissen.

Junge: Der in den deutschen betäubungsmittelrechtlichen Vorschriften verwendete Ausdruck „Betäubungsmittel" (Positivliste) ist auch in das Grundgesetz aufgenommen worden (Art. 74, Nr. 19 GG) und wurde, um die Zuständigkeit des Bundes aufzuzeigen, beibehalten.

Kubicki: Ich hätte noch eine Frage bezüglich der Höhe der Dosen. Wir haben die Erfahrung gemacht, daß eine Dosis in Höhe von 16 Ampullen pro Tag praktisch nicht überschritten wurde. Das wären um 500 mg. Wenn ich aber richtig gehört habe, so wurden auch über 1000 mg verwandt?

Rommelspacher: 950, fast 1000.

Kubicki: Das scheint mir aber nicht die Regel zu sein. Wir sahen, daß Abhängige relativ schnell die Dosis von 16 Ampullen etwa erreichen, dann aber nicht weiter steigerten.

Lenhard: 20 Ampullen waren die höchste Dosis.

Neuhaus: Sie berichteten aber über Versuche, Herr ROMMELSPACHER. Es handelt sich also um Probanden?

Rommelspacher: Ja. Diese Untersuchungen, auf die Sie verweisen, sind von JASINSKI u. Mitarb. [53] an 6 Freiwilligen durchgeführt worden, wobei die Dosis bis 684 mg pro Tag systematisch gesteigert wurde.

Neuhaus: Es gab da auch noch keine Ethik-Kommission, glaube ich.

Rommelspacher: Derartige Untersuchungen sind in Amerika jetzt auch nicht mehr möglich.

Kubicki: Eine weitere Frage wäre: Stimmt es Ihrer Ansicht nach, daß orale Applikationen von Pentazocin bisher kaum zur Sucht Anlaß gaben?

Rommelspacher: Es gibt mehrere Untersuchungen, die diese Frage behandeln. Nach allem, was ich gelesen habe, kann man eigentlich nicht sagen, daß die orale Applikationsweise nicht zu Abhängigkeit führen kann. So wie ich das sehe, ist das ein pharmakokinetisches Problem, wobei eben die Resorptionsquote nach oraler Applikation geringer ist. Wenn Sie aber die Dosis beträchtlich erhöhen, können Sie auch Abhängigkeiten nach oraler Applikationsform erwarten.

Kubicki: Aber in der Literatur wurde das sehr selten beschrieben, glaube ich.

Simonis: Aus eigener Erfahrung und den Ergebnissen unserer Blutspiegel-Untersuchungen nach ist dies ganz einfach eine Frage der individuell unterschiedlichen Resorptionsquote. Ich glaube aber nicht, oder besser gesagt, ich kann es mir nicht vorstellen, daß man oral so große Mengen an Pentazocin-Kapseln oder -Tabletten einnehmen kann, ohne daß die von mir geschilderten Begleiteffekte sich unangenehm auswirken.

Lenhard: Ich hatte einige Patienten, die auf die orale Applikation abgewichen waren, dann aber wieder zurück zur Ampulle gingen.

Kubicki: Aber der Einstieg über die orale Indikation ist doch nach wie vor relativ selten?

Rommelspacher: Es gibt in der Literatur allerdings Beispiele dafür. Aber meistens wird Pentazocin intravenös appliziert. Es existieren übrigens Berichte, daß nach intravenöser Applikation starke Reizungen an den Injektionsstellen auftreten und daß deshalb auf eine andere Applikationsform ausgewichen wird. Möglicherweise gibt es dann eine orale Abhängigkeit mit hohen Dosen.

Kubicki: Weiter schien mir bemerkenswert, daß in der Literatur das ärztliche Personal und auch das Hilfspersonal sehr stark vertreten war. Ärzte, Schwestern und Pfleger nehmen in Zufallsstatistiken oft bis zu 50% ein.

Beyer: Das könnte ich von uns aus bestätigen. In der Drogenszene spielt es gar keine Rolle hier in Berlin, aber in gewisser Weise beim Personal.

Junge: Ich kann ebenfalls bestätigen, daß überwiegend Ärzte und ärztliches Hilfspersonal beteiligt sind; dies ergibt sich aus den uns zugehenden Mitteilungen in Strafsachen (MiStra 50).

Rommelspacher: Demgegenüber gibt es die Berichte aus Chicago und St. Louis, wo Pentazocin vorübergehend im Straßenverkauf war. Dann ist die Quote des medizinischen Personals wieder sehr klein.

Kubicki: Diese Quote des medizinischen Personals hat uns veranlaßt, schon in der letzten Publikation zu fordern, Pentazocin in den Kliniken unter Verschluß zu halten und genau zu notieren, was verbraucht wird. Bei diesem Komplex bleibt aber immer noch eine Sache übrig, der bislang offensichtlich nicht viel Aufmerksamkeit zuteil wurde, das sind die Tauscher, Schwestern, Pfleger und Ärzte, die Patienten Pentazocin injizieren und das verordnete Morphin für sich verbrauchen. Vereinzelt ist das in der Literatur beschrieben worden, wie häufig das aber vorgekommen ist, wurde wohl nie untersucht?

Rommelspacher: Da besteht sicher eine schwer aufzudeckende Dunkelziffer, weil beispielsweise kein Pfleger das zugeben wird, der gerade tauscht.

Kubicki: Eine weitere Frage ist eigentlich an die Firma zu stellen. Pentazocin wird nur von Winthrop ausgeliefert. Die Firma kann also genau angeben, was pro Jahr ausgeliefert worden ist. Und wie hoch ist da – nach statistischen Schätzungen – das Verhältnis zwischen Behandlungen und Abhängigkeiten?

Fischer: Das Verhältnis scheint über die Jahre hin mehr oder weniger gleich geblieben zu sein. Die letzte Zahl stammt von 1978, wo weltweit 867 Millionen Ampullen verkauft wurden. Schätzt man daraus auf etwa 86 Millionen behandelter Patienten, dann stehen dem 583 Berichte über Abhängigkeiten gegenüber. Wenn man diese untergliedert, dann sind davon 108 unzureichende Berichte, 63 hatten keine Abhängigkeit, 84 möglicherweise eine, 100 eine wahrscheinliche und 228 waren eindeutig abhängig.

Kubicki: Sind das weltweit zusammengetragene Daten?

Fischer: Das sind im wesentlichen Daten aus Amerika und England.

Kubicki: Steht dem auch nur der Verkauf in Amerika und England gegenüber?

Daran leiden doch die Statistiken, daß immer so große Unklarheiten bestehen. Wenn man nur die Meldungen aus Amerika und England berücksichtigt, dürfte man auch nur den Verkauf in Amerika und England zugrundelegen. Aber dann kommen wir wahrscheinlich doch zu etwas anderen Ergebnissen.

Fischer: Also, die Zahlen stammen im wesentlichen aus den USA, Kanada, Großbritannien und einigen südamerikanischen Ländern.

Lenhard: Dann sind doch die Schätzungen nicht brauchbar!

Kubicki: Das ist es, was wir schon häufiger diskutierten. Es wäre gut, wenn man verläßliche Statistiken hätte. Die Statistiken leiden jedoch z. T. unter ganz ridikülen Dingen, z. B. daß Patienten mehrfach gemeldet werden, weil sie von einem Arzt zum anderen wandern und immer erneut als Fälle gemeldet werden. Der Datenschutz hat da seinen Pferdefuß. Es wird alles dermaßen fragwürdig, und es entsteht immer wieder der Wunsch, wirklich saubere Daten zu erarbeiten. Es gibt anscheinend aber kaum Möglichkeiten dazu.

Junge: Es mangelt an entsprechenden Rechtsgrundlagen. Der Versuch, eine entsprechende Rechtsgrundlage zu schaffen, ist vor einigen Jahren bereits im Stadium eines Referentenentwurfs gescheitert. In überschaubarer Zeit halte ich derartige Vorschriften für nicht durchsetzbar.

Fischer: Wahrscheinlich kann man nur indirekte Verfahren wählen. So kam es in der Bundesrepublik 1976 bei 7,2 Millionen verkauften Ampullen zu 31 Meldungen von Abhängigkeit, 1977 waren es 7,69 Millionen Ampullen und 24 Meldungen und 1978 schließlich 7,76 Millionen Ampullen und 18 Meldungen. Die meisten Meldungen gelangen über unseren Außendienst an uns. Wir gehen dann solchen Meldungen nach und rufen die Ärzte an. Dabei kommt oft das heraus, was Sie in Ihrer Arbeit schilderten, Herr Kubicki, daß nur in wenigen Fällen tatsächlich eine echte Abhängigkeit vorliegt [77]. Meistens handelt es sich um Schmerzpatienten oder solche, die nur eine Ampulle pro Tag nehmen, weil sie etwa unter einer chronischen Pankreatitis leiden.

Kubicki: Schönen Dank, Herr Fischer. Ich hätte nun aber noch eine letzte Frage an Herrn Rommelspacher. Gibt es in der Literatur Hinweise auf die Rückfallhäufigkeit nach Entzug?

Rommelspacher: Mir ist darüber nichts bekannt.

Kubicki: So dürfen wir jetzt fortfahren. Herr Eckmann mußte sich leider entschuldigen lassen. Er hat uns aber freundlicherweise ein Manuskript geschickt, das Herr Eichner verlesen wird. Ich denke, wir sollten den Beitrag zur Kenntnis nehmen, weil es ein Versuch ist, zu statistischen Daten zu kommen, bezüglich der Position des Pentazocin in der Drogenszene.

9. Zur Frage der Pentazocin-Abhängigkeit

F. ECKMANN und H. IMMICH

Zur Frage der Abhängigkeit von Pentazocin wurde bereits auf dem ersten Pentazocin-Symposium 1974 [80] Stellung genommen [21]. Die WHO-Experten-Kommission für suchterzeugende Drogen (WHO-Expert-Committee on Addiction-Producing Drugs) befaßt sich seit 1952 mit der Definition des Begriffs „Abhängigkeit". Sie unterschied 1957 in ihrem 7. Bericht zwischen „addiction" (Sucht) und „habituation" (Gewöhnung). Auf der Suche nach einem Oberbegriff, der alle Arten von Drogenabusus beinhalten soll, kam diese Kommission 1964 in ihrem 13. Bericht zu dem Begriff „drug dependence" (Drogenabhängigkeit). Damit ist ein körperlicher und/oder seelischer Zustand von Abhängigkeit gemeint, der sich aus der Wechselwirkung zwischen einer bestimmten Droge und dem Organismus entwickelt.

„Unter seelischer Abhängigkeit versteht man einen durch Drogen verursachten Zustand seelischer Zufriedenheit, verbunden mit einer Tendenz zum periodischen oder Dauergebrauch der Drogen, um Glücksgefühl (Lust) zu erzeugen oder Unbehagen (Unlust) zu vermeiden. Körperliche Abhängigkeit liegt vor, wenn beim Absetzen einer Droge Entzugserscheinungen auftreten. Diese können den Einfluß der immer hierbei bestehenden seelischen Abhängigkeit, nämlich das Vermeiden von Unbehagen, verstärken und so Anlaß zu erneuter Drogenzufuhr sein ..."

Die Zahl der Veröffentlichungen über eine Pentazocin-Abhängigkeit läßt sich zwanglos in Einzelbeschreibungen und Beobachtungen an einem größeren Krankengut unterteilen. Nähere Ausführungen haben wir an anderer Stelle gegeben.

Eine prospektiv geplante und mit statistischen Methoden ausgewertete Vergleichsuntersuchung in Doppelblindform wurde bisher lediglich von SCHUSTER u. Mitarb. [98] an Heroin-Abhängigen durchgeführt. Es ließ sich zeigen, daß die Rückkehrquote zur Entgegennahme der Medikation für Kodein und Methadon am höchsten war; Pentazocin wies die niedrigste Quote auf.

Der Arzneimittelkommission der Deutschen Ärzteschaft wurden von 1968 bis Mai 1972 60 Fälle von Pentazocin-Abhängigkeit gemeldet. Diesen Meldungen wurde gezielt nachgegangen. 7mal handelte es sich um Mehrfach-Meldungen; weitere 7 konnten nicht geklärt werden, weil die meldenden Ärzte die Mitarbeit verweigerten. 5 Patienten hatten entweder nie Pentazocin bekommen oder es nur sehr kurzfristig und vor allem nicht mehr zum Zeitpunkt der Meldung erhalten. 9mal konnte man von einer eigentlichen Pentazocin-Abhängigkeit sprechen, d. h. hier war Pentazocin offensichtlich das Mittel, das zu psychischen oder physischen Abhängigkeiten führte. 6 dieser 9 Patienten kamen über eine schmerzhafte Grunderkrankung mit Pentazocin in Berührung, d. h. mit Gallen-

Tabelle 14. Entlassene männliche und weibliche psychisch Kranke mit der Diagnose „Medikamentenabhängigkeit" aus den Landeskrankenhäusern Schleswig-Holsteins von 1968–1979

Jahrgang	Untergruppen (Sucht und Mißbrauch)																				Summe				Entlassungen insgesamt
	Opium und Derivate		Synth. Analgetika		Barbiturate		Andere Schlafmittel		Kokain		Cannabis sativa		Andere Stimulantien		Halluzinogene		Andere Medikamente		Nicht näher bezeichnete Medikamente						
	m	w	m	w	m	w	m	w	m	w	m	w	m	w	m	w	m	w	m	w	m	w	m/w	m/w	m/w
	n	n	n	n	n	n	n	n	n	n	n	n	n	n	n	n	n	n	n	n	n	n	n	%	n
1968	0	0	0	0	0	0	9	10	0	0	0	0	0	0	0	0	0	0	19	35	28	45	73	1,8	4145
1969	0	1	0	0	0	0	6	8	0	0	0	0	0	0	0	0	0	0	12	47	18	56	74	1,7	4482
1970	3	1	0	0	0	0	10	6	0	2	11	1	0	0	0	0	0	0	55	55	79	65	144	3,0	4841
1971	26	4	2	0	8	11	24	21	0	0	20	4	1	2	6	0	2	0	34	27	123	69	192	3,6	5392
1972	34	15	8	5	17	19	16	40	0	1	17	3	1	1	10	1	14	5	38	38	155	128	283	4,7	5959
1973	32	5	9	5	14	9	21	29	1	1	10	1	4	0	1	0	8	15	36	42	136	107	243	3,9	6160
1974	13	6	4	3	6	15	28	47	1	1	8	0	0	2	0	0	14	12	36	29	110	115	225	3,4	6621
1975	10	3	0	4	2	11	32	73	0	0	0	0	3	0	6	1	24	8	41	27	118	127	245	3,7	6648
1976	23	7	10	13	5	6	24	60	0	2	15	2	2	1	1	0	22	16	55	26	157	133	290	4,3	6673
1977	21	8	5	6	2	6	14	78	0	2	7	1	0	1	1	0	13	9	36	24	99	135	234	3,6	6563
1978	26	22	6	4	3	8	19	65	1	2	7	2	1	1	5	0	6	5	27	22	101	131	232	3,4	6909
1979	30	13	2	1	3	3	7	26	0	0	7	1	2	2	0	2	1	2	48	20	100	70	170	2,5	6828
Summe	218	85	46	41	60	88	210	463	3	11	102	15	14	10	30	4	104	72	437	392	1224	1181	2405	3,4	71221

Tabelle 15. Zahl der in den Jahren 1968–1979 behandelten und entlassenen medikamentenabhängigen Kranken, speziell der mit Pentazocin therapierten Patienten

Medikamentenabhängig	Mit Pentazocin behandelte Patienten	
	ja	nein
ja	0	2405
nein	**15**	68801
Summe	15	71206

koliken, Nierenkoliken, Kopfschmerzen nach Meningitis, Porphyrie etc. Ohne eine solche Grunderkrankung wurde lediglich 1 Patient von Pentazocin abhängig; 2 wurden es auf der Drogenszene.

Wir konnten seinerzeit darauf hinweisen, daß offensichtlich die parenteralen Applikationsformen von Pentazocin zu psychischen und physischen Abhängigkeiten führt, nicht so sehr die Kapselform.

Die Zahl der Abhängigen ist bei Pentazocin wesentlich geringer als bei Kranken, die harte Hypnoanalgetika bekommen. Nur 2mal kam es zu einer Verwahrlosung; 2mal bestand eine soziale Gefährdung nur vorübergehend, 5mal dagegen zu keiner Zeit.

Mittels einer größeren Studie durch die Dokumentationszentrale der Landeskrankenhäuser Schleswig-Holsteins, die alle stationär behandlungsbedürftigen psychisch Kranken im Lande Schleswig-Holstein erfaßt, haben wir uns dem Problem der Medikamenten-Abhängigkeit zugewandt (Tabelle 14). Von den 71221 entlassenen Patienten in den Jahren 1968 bis 1979 wurden 2405 wegen einer Medikamenten-Abhängigkeit behandelt. Eine Aufschlüsselung zeigt, daß die Gruppe der Schlafmittel-Abhängigen weitaus an erster Stelle liegt und hier insbesondere die Gruppe der Frauen. Dann erst folgt die Gruppe der Abhängigen durch Opium und dessen Derivate, wobei hier die Gruppe der Männer mehr als doppelt so hoch ist als die der Frauen.

Wir haben die Zahl der in den Jahren 1968 bis 1979 in den Landeskrankenhäusern Schleswig-Holsteins behandelten und entlassenen medikamentenabhängigen Kranken der Zahl der mit Pentazocin behandelten Patienten gegenübergestellt (Tabelle 15). Wie man unschwer sieht, handelt es sich hier um eine Poisson-Verteilung. Mit Hilfe der Tukey-Methode und der Informationsstatistik nach Kulbaek haben wir versucht festzustellen, inwieweit eine Pentazocin-Gabe (ja/nein) und eine Medikamenten-Abhängigkeit unabhängig voneinander reagieren. Für die Tukey-Methode ergab sich ein Wert von 0,3496 und für die Kulbaek-Methode 0,0091; d. h. bei der hier vorliegenden Stichprobe ließ sich kein Zusammenhang zwischen der Pentazocin-Gabe und einer Medikamenten-Abhängigkeit nachweisen.

Diese Ergebnisse beziehen sich auf die Grundgesamtheit der in den Landeskrankenhäusern Schleswig-Holsteins in den Jahren 1968 bis 1979 entlassenen psychisch Kranken. Sie lassen sich nicht verallgemeinern, da diese Aussage an einem hochgradig selektierten Krankengut gewonnen wurde.

Diskussion

Herrmann: Ohne kleinlich sein zu wollen, aber wie kann man eine Rechnung über Pentazocin-Abhängigkeit anstellen, wenn überhaupt gar keiner pentazocinabhängig ist?

Eichner: Hier sollten meines Wissens keine Berechnungen angestellt werden. Es wird lediglich festgestellt, daß unter diesen registrierten 2405 Medikamenten-Abhängigen offensichtlich keiner Pentazocin verwendete und der Computer nur 15 Pentazocin-Verordnungen bei Karzinomkranken registriert hat.

Kubicki: Wie ich das richtig verstand, wurde hier der Computer mit allen Daten über Medikamentengebrauch und -mißbrauch in den Kliniken Schleswig-Holsteins gefüttert. Und in den Kliniken tauchen ja die Abhängigen noch mit ihrer Substanz auf, weil man sie ja wohl kaum am ersten Tag gleich absetzt. So laufen diese Substanzen noch ein bißchen weiter und gehen damit in den Computer ein, neben allen anderen Verordnungen, unter anderem eben auch 15mal mit Pentazocin behandelte Schmerzpatienten. Es erscheint aber nicht als Suchtdroge. Und das ist für uns heute hier die interessanteste Zahl.
Dann bitte ich jetzt Frau LENHARD zur *Katamnese Pentazocin-Abhängiger*. Frau LENHARD hat ja in der letzten Studie – noch unter dem Namen MAZAHERI – eine ganze Reihe Patienten untersucht, die aus den unterschiedlichsten Gründen als Abhängige gemeldet worden waren. Darunter befanden sich auch einige wirklich primär Pentazocin-Abhängige. Nachdem wir nun immer wieder hören mußten, daß nichts über das weitere Schicksal solcher Pentazocin-Abhängiger bekannt ist, hat sie sich der Mühe unterzogen und versucht, Kontakt mit den 5 Patienten zu bekommen, die von uns als pentazocinabhängig bestätigt wurden – eine schwierige Angelegenheit. Einige hat sie finden können und bezüglich des Therapieerfolgs und der sozialen Entwicklung befragt. Nun darf ich Frau LENHARD das Wort erteilen.

10. Katamnestische Untersuchungen Pentazocin-Abhängiger

P. Lenhard

Zwischen August 1972 und September 1973 wurden für eine frühere Studie insgesamt 46 Patienten untersucht, die seit Einführung der Substanz in der Bundesrepublik Deutschland im Jahre 1969 als Pentazocin-Abhängige gemeldet worden waren. Für den abschließenden Bericht standen jedoch nur 23 Personen zur Verfügung, da bei den anderen 23 Patienten entweder die behandelnden Ärzte nicht zur Mitarbeit bereit waren oder ein Ortswechsel die Verfolgung der Krankheitsentwicklung verhinderte; zudem lagen in einigen Fällen Mehrfachmeldungen vor [60].

Die damaligen Untersuchungen bestanden aus einer genauen biographischen Anamnese und einem psychotherapeutischen Erstinterview. Von allen Patienten wurden zudem Urin- und/oder Blutproben an die Landesanstalt für gerichtliche Medizin in Berlin zur Analyse geschickt; gefahndet wurde nach Pentazocin, anderen Opioiden, Analgetika vom Typ des Pyrazolon oder Phenazetin, nach Bromiden, Methaqualon und Benzodiazepinen. Für jede gesuchte Substanz wurden drei verschiedene Methoden verwandt (Methodik s. in 6). Die kategoriale Zuordnung der 23 gänzlich durchuntersuchten Patienten findet sich in Tabelle 16, die Altersverteilung der ersten drei Gruppen in Tabelle 17.

Entsprechend den Empfehlungen der WHO von 1964 in bezug auf den Begriff der Drogenabhängigkeit wurde eine *primäre Pentazocin-Abhängigkeit* definiert als *physische und/oder psychische Abhängigkeit von Pentazocin als einzigem Suchtmittel.* Eine entsprechende Definition galt für die *sekundäre Pentazocin-*

Tabelle 16. Kategoriale Zuordnung der als pentazocinabhängig gemeldeten Personen

1. Primäre Pentazocin-Abhängigkeit	2	} = 21,7%
2. Sekundäre Pentazocin-Abhängigkeit	3	
3. Polytoxikomane	5	= 21,7%
4. Schmerzbehandlungen	9	= 39,1%
5. Fehlmeldungen (keine Abhängigkeiten)	4	= 17,4%

Tabelle 17. Altersverteilung der Patienten mit primärer und sekundärer Pentazocin-Abhängigkeit und der Polytoxikomanen

Unter 21 J.	3 Patienten
21– 30 J.	1 Patient
31– 40 J.	3 Patienten
41– 55 J.	3 Patienten

Abhängigkeit, die als *Entwicklung einer Pentazocin-Abhängigkeit auf dem Boden einer vorangegangenen Abhängigkeit von einem anderen Mittel* angesehen wird. Dabei handelt es sich nicht um Polytoxikomane!
Aus der oben erwähnten Population standen für die vorliegende katamnestische Studie fünf Patienten mit primärer bzw. sekundärer Pentazocin-Abhängigkeit zur Verfügung, mit einem Beobachtungszeitraum von 7–8 Jahren nach der Erstuntersuchung. Es handelte sich um zwei primäre und drei sekundäre Pentazocin-Abhängigkeiten. Diese Patienten wurden mittels psychotherapeutischen Erstgesprächs und eines psychologischen Fragebogentestes (FPI-A = Freiburger Persönlichkeits-Inventar-A) exploriert. Blut- und Harnanalysen hat wiederum Herr K. H. Beyer vom Institut für gerichtliche Medizin in Berlin übernommen. Einzelne kurze Patientenberichte sollen den katamnestischen Verlauf seit der Erstuntersuchung erläutern.

1. Bei der Patientin K. St. handelt es sich um eine heute 26jährige Materialprüferin, die derzeit eine Ausbildung als Technische Zeichnerin erhält. Sie wurde 1971 im Anschluß an eine Meniskus-Operation (erster Kontakt mit Pentazocin) abhängig. Kurz danach lag sie wegen psychosomatischer Beschwerden wie Kopfschmerzen u. a. auf einer neurologischen Abteilung und wurde wiederum mit Pentazocin behandelt. Die Kopfschmerzen wurden durch eine Pneumenzephalographie und andere Untersuchungen noch verstärkt. Der Symptomatik lag jedoch in Wirklichkeit ein aktueller Wunsch nach Geschlechtsumwandlung zugrunde, der aber von allen behandelnden Ärzten ignoriert oder sogar ins Lächerliche gezogen wurde, wodurch die Beschwerden eher verstärkt wurden.
Die Pentazocin-Abhängigkeit dauerte von 1971 bis 1973. Danach nahm sie auf Anraten eines „Suchtkollegen" verschiedene andere Mittel, zeitweilig sogar Heroin und Kokain, „weil man an diese besser dran kam als an Fortral". Sie wurde 1976 endgültig entzogen, nachdem man ihre transsexuellen Gefühle ernst nahm und psychotherapeutisch aufarbeitete; danach stellte sich Rehabilitation ein. Alle früheren Entziehungskuren scheiterten an der am Grundproblem vorbeigehenden Empfehlung zu heiraten, weil sich damit die „Sucht von alleine erledigen" würde. Entscheidend war vielmehr, daß es sich bei der Patientin um eine typisch süchtige Persönlichkeit ohne Durchsetzungsvermögen handelt.
Sie ist heute frei von jeglichen Suchtmitteln und wartet auf ihre Geschlechtsumwandlung; eine Operation ist geplant. Der FPI-A-Test lag im Normbereich. Die Urinuntersuchung war negativ. An Pentazocin-*Entzugssymptomen* gab sie Rhinorrhoe, Abgeschlagenheit, leichte Ermüdbarkeit, leichte Bauchschmerzen, Übelkeit und Obstipation an.

2. Bei dem Patienten R. H. begann die Pentazocin-Abhängigkeit 1971 im Anschluß an eine Operation eines Rektum-Polypen. Damals bestanden bereits erhebliche berufliche und familiäre Belastungen. Der Abhängigkeit lagen unbewußte Konflikte in Form einer starken Mutterabhängigkeit und Versagensangst zugrunde. Er konnte sich aktiv nicht durchsetzen, wollte aber passiv dominieren. Diese Problematik wurde durch seine Ehe aktualisiert, indem er genau die Frau heiratete, die seinem Mutterbild negativ entsprach. Er suchte seine Entscheidungsunfähigkeit mit Tagträumen und oraler Regression zu kompensieren.

Die Pentazocin-Abhängigkeit dauerte von 1971 bis 1978. Sie wurde durch mehrere Entziehungsversuche ohne psychotherapeutische Führung unterbrochen. Nachdem er dann eine 12 Jahre ältere, mütterliche Kollegin getroffen hatte, die allen seinen bewußten und unbewußten Wünschen und abnormen Verhaltensweisen entgegenkam, schaffte er es, auf Pentazocin zu verzichten. Er leidet heute unter den Folgen einer schweren Serumhepatitis und psychosomatischen Kopfschmerzen. Gegen die Kopfschmerzen nimmt er in großen Mengen andere Analgetika.
Der Patient hatte offensichtlich eine Urinprobe abgegeben, die nicht von ihm stammte, denn sie war frei von allen Stoffen, nach denen gefahndet wurde und er hatte zuvor mit hoher Wahrscheinlichkeit ein Analgetikum genommen. Infolgedessen kann eine endgültige Aussage bezüglich der heute von ihm verwendeten Suchtmittel nicht gemacht werden.
Auch bei diesem Patienten war die Pentazocin-*Entzugssymptomatik* dezent. Sie bestand aus leichtem Schwitzen, Rhinorrhoe, Obstipation, leichten Bauchschmerzen, Müdigkeit und Abgeschlagenheit.

3. Bei dem Patienten K. K. handelte es sich um einen Krankenpfleger, der zum Zeitpunkt der Erstuntersuchung wieder in geordneten Verhältnissen lebte und frei von jeglichen Suchtmitteln war. Er litt damals unter rezidivierenden Magengeschwüren und Pankreatitiden. Von der Persönlichkeit her handelte es sich um eine abhängige, nicht durchsetzungsvermögende Person, die zu depressiven Versagenszuständen neigte. Er kam nach einer Operation wegen einer abszedierenden Pankreatitis auf dem Boden eines Alkoholmißbrauchs zu Pentazocin. Er war alkoholabhängig geworden, nachdem seine Frau nach siebenjähriger glücklicher Ehe an einem Rektumkarzinom verstorben war. Daraufhin hatte er innerhalb eines Monats wieder geheiratet, damit seine kleinen Kinder versorgt würden. Diese Frau war Alkoholikerin. So hatte sich seine eigene Alkohol-Abhängigkeit entwickelt.
Eine Nachuntersuchung konnte nicht mehr stattfinden, da der Patient zwischenzeitlich nach einer Pankreatektomie und Magenresektion verstorben war. Der behandelnde Arzt teilte mit, daß der Patient im Endstadium seiner Krankheit Pentazocin in die Trasylol-Infusionen injizieren ließ. Es dürfte sich hierbei allerdings um eine Schmerzbehandlung gehandelt haben, da die Grunderkrankung bekanntlich mit erheblichen Schmerzen verbunden ist.

4. Der Patient R. G., ein heute 44jähriger Starkstromelektriker, arbeitet seit seinem Entzug als Hausmeister in einem Altersheim. Er kam 1969 infolge einer Nierenkolik erstmals mit Pentazocin in Kontakt. Die sich entwickelnde Abhängigkeit entstand auf dem Boden eines Alkoholabusus. Der Grund dafür war ein schwerer ehelicher Konflikt, der entstand, weil er sich seiner zwölf Jahre älteren Ehefrau verantwortlich fühlte, aber zu einer anderen Frau menschlich, erotisch und sexuell hingezogen war. Er konnte sich damals nicht zwischen den Frauen entscheiden.
Es handelt sich um einen von seinem sozialen Umfeld stark abhängigen, entscheidungsschwachen, weichen und rührseligen, geltungssüchtigen Mann, der sich von seinem „Mutterimago“ nicht trennen konnte. Er flüchtete sich in seine Sucht. 1976, nachdem er sich schließlich für seine Frau entschieden hatte, die

Krankenschwester war, konnte er sich ohne ärztliche Hilfe von Pentazocin und Alkohol lösen. Durch seine Arbeit als Hausmeister und gleichzeitige freiwillige Arbeit als Leiter einer Suchtgruppe ist es ihm gelungen, seine Geltungsbedürfnisse zu befriedigen. Dadurch ist er, obwohl zwischenzeitlich seine Frau bei einem Autounfall umkam, voll kompensiert geblieben. Er lebt mit seiner Tochter allein in geordneten Verhältnissen und ist völlig frei von irgendwelchen Suchtmitteln. Die Untersuchung des Urins ergab einen negativen Befund.
Die *Entzugssymptomatik* wird von ihm als leicht geschildert. Im Gegensatz zu den anderen Patienten empfand er lediglich eine wesentlich größere Unruhe, die er jedoch selbst als alkoholbedingt interpretierte. Er sagt heute, da er inzwischen mehr Erfahrungen mit Suchtkranken hat, daß die Entzugserscheinungen nach Pentazocin-Mißbrauch so gering sind, daß man mit eigenem Willen davon wegkommen könne.

5. Bei dem Patienten H.-J. G. handelt es sich um einen 34jährigen Akademiker in hoher, verantwortungsvoller Position. Er kam 1971 zu einer Pentazocin-Abhängigkeit, nachdem sein Vater gestorben war und kurze Zeit danach seine Freundin ihn verlassen hatte. Auch bei ihm entwickelte sich die Sucht auf dem Boden einer Alkohol-Abhängigkeit. Nach einem Delirium im Jahre 1972 kam er von Pentazocin frei (Zeitpunkt der Erstuntersuchung), wurde jedoch ein halbes Jahr später wieder abhängig. Der Pentazocin-Abusus zog sich bis 1976 unbemerkt hin, bis er auffällig wurde. Er ließ sich daraufhin unter psychotherapeutischer Betreuung entziehen und war dann bis Januar 1980 frei von Pentazocin, nicht allerdings von Alkohol. Im Januar 1980 nahm er, nachdem seine seit zwei Jahren bestehende Ehe in die Brüche gegangen war, wieder Pentazocin in einer Dosierung von einer Ampulle täglich. Seit er mit therapeutischer Unterstützung die bevorstehende Scheidung psychisch und auch juristisch in den Griff bekommen hat, nimmt er nur noch sporadisch Pentazocin, weil er glaubt, daß es auf ihn eine aphrodisierende Wirkung habe.
Bei dem Patienten handelt es sich um eine schwache, von seiner Umwelt stark abhängige Persönlichkeit, der einerseits eine mutterähnliche, starke, dominierende Ehefrau braucht, um sein Abhängigkeitsbedürfnis zu befriedigen, andererseits aber selbst in einer Partnerschaft dominieren möchte. Wenn sein Anlehnungsbedürfnis nicht befriedigt wird, flüchtet er sich in Alkohol, oder früher Pentazocin, aus selbstzerstörerischen Tendenzen heraus. Im psychologischen Testurteil zeigt er eine Neigung zum passiven Dominanzstreben, eine hohe Anspruchshaltung, mangelndes Selbstwertgefühl und mangelnde Durchsetzungsfähigkeit. Frustrationen werden bei ihm in Form von Aggressionen verarbeitet. Es handelt sich hier um eine psychische Abhängigkeit von Pentazocin. Eine Urinuntersuchung ließ er nicht zu.

Bei der Beurteilung einer Abhängigkeit erhebt sich immer die Frage nach den Folgen. Es ist bekannt, daß Suchtmittel zu einer erheblichen Wesensveränderung führen können, die bis zum Defekt hin sich entwickeln kann. Es kommt häufig zu Störungen des Alt- und Neugedächtnisses, etwa im Sinne eines Korsakow Syndroms, sowie zu Störungen des logischen Denkvermögens. Eine Opiat-Abhängigkeit führt im allgemeinen zur Verwahrlosung und zum Persönlichkeitszerfall. Damit ist überwiegend ein sozialer Abstieg verbunden. Der Entzug von sogenannten harten Drogen und auch von Alkohol hat zudem schwere Symptome zur Folge, die lebensbedrohliche Ausmaße erreichen können.

Bei der vorliegenden Untersuchung der fünf Pentazocin-Abhängigen stellten wir dagegen fest, daß keiner der Patienten durch seinen Abusus eine Wesensveränderung durchgemacht hat. Es traten auch nie Verwahrlosung oder sozialer Abstieg auf. Die Patienten konnten vielmehr ihre berufliche Karriere ohne Schwierigkeiten weiterverfolgen.

Beim Entzug treten nur milde Symptome auf, die bei entsprechender Motivation keiner medikamentösen Behandlung bedürfen. Wichtig ist die konsequente psychotherapeutische Behandlung seelischer Konflikte, damit der bei allen abhängigen Personen vorhandene Regressionsdrang aus unbewußten Gefühls- und Triebkonflikten aufgearbeitet wird.

Bei keinem Patienten hat Pentazocin als Einstiegsdroge gedient; die Heroin-Erfahrung der Patientin K. St. wäre bei vorhandenem Pentazocin-Angebot nicht entstanden. Der Patient H.-J. G. ist im übrigen trotz siebenjähriger Pentazocin-Erfahrung mit Unterbrechungen bei psychischer Abhängigkeit dennoch beruflich und sozial voll integriert.

Zusammenfassend ergab die vorliegende Studie, daß zwei Patienten nach dem Entzug über drei Jahre hin bis heute endgültig frei von Drogen blieben und ein weiterer entzogen werden konnte, aber noch Analgetika vom Pyrazolon- und Phenazetin-Typ in größeren Mengen gegen seine psychosomatisch bedingten Kopfschmerzen nimmt.

Ein weiterer Patient ist zwischenzeitlich an einer abszedierenden Pankreatitis und rezidivierenden Magengeschwüren verstorben, war aber einige Zeit bereits nicht mehr von Petazocin abhängig.

Nur bei einem der fünf untersuchten Patienten besteht weiterhin eine psychische Abhängigkeit von Pentazocin; er nahm über längere Zeit täglich eine Ampulle Pentazocin, in jüngster Zeit jedoch nur noch sporadisch.

Bei allen Patienten ist es trotz der drei- bis siebenjährigen Pentazocin-Abhängigkeit zu keinerlei Wesensveränderungen oder Gedächtnisstörungen gekommen. Ein sozialer Abstieg trat bei keinem ein. Alle haben ihre berufliche Karriere ohne sichtbare Einschränkung weiterverfolgen können. Pentazocin war zudem bei keinem die Einstiegsdroge zu harten Substanzen.

Diskussion

Kubicki: Vielen Dank, Frau Lenhard. Unsere Fragen sind – allerdings an noch sehr kleiner Patientenzahl – doch deutlich beantwortet worden. Im übrigen: Wie hoch ist eigentlich die Rückfallquote beim Pentazocin einzuschätzen?

Lenhard: Meines Erachtens ist sie dann hoch, wenn die Patienten nicht *richtig* entzogen werden, also ohne psychotherapeutische Führung einfach in ein Landeskrankenhaus gesteckt werden. Dann werden sie sofort rückfällig. Aber das gilt auch für andere Drogen.

Kubicki: Ja das kann man verstehen, daß beispielsweise eine labile Persönlichkeit auf einem Konflikthintergrund eher süchtig wird und nur dann eine echte Chance hat, wenn dieser Konflikthintergrund verarbeitet und ausgeschaltet wird. So könnte ich mir schon vorstellen, daß eine begleitende Psychotherapie hilfreich ist. Aber die unmittelbare Frage ist natürlich: Wie lange sind die von Ihnen Therapierten und Entzogenen jetzt nicht mehr abhängig?

Lenhard: Seit 1977.

Kubicki: Im Schnitt also 3–4 Jahre. Wenn wir zurückgehen, sind aber manche irgendwann einmal zum Pentazocin zurückgekehrt.

Lenhard: Nur diejenigen, die nicht psychotherapeutisch behandelt wurden.

Kubicki: Ja, aber wie lange waren diese dazwischen frei?

Lenhard: 3–4 Wochen, ein einziges Mal 6 Monate.

Kubicki: Die zweite Frage war dann die des sozialen Abstiegs. Kann man wirklich sagen, daß die Abstiegsgefährdung unter Pentazocin wesentlich geringer ist als beispielsweise unter Morphin oder Heroin?

Coper: Ich glaube, es ist weder das eine noch das andere bisher gesichert.

Lenhard: Wenn aber die Abhängigkeit keine Leistungsminderung verursacht, dann sind die Leute doch fähig, ihrer beruflichen Karriere nachzugehen.

Coper: Das gibt es aber für Morphin natürlich auch. Es gibt Patienten, die 30 Jahre lang jeden Tag eine Ampulle injiziert haben und die keineswegs sozial abgesunken sind.

Neuhaus: Das sind interessante Schilderungen. Verallgemeinern kann man aber diese Ergebnisse nicht, die Zahlen sind auch viel zu klein. Aber es ist schon ein Argument, die doch relativ lange – abhängig oder nicht abhängig – Tolerierung so hoher Dosen, ohne daß Schlimmes passiert. Das ist ein Argument, das man zur Kenntnis nehmen muß.

Kubicki: Darf ich noch etwas aus der letzten Studie erwähnen. Wir hatten da eine Schülerin, die ziemlich hohe Dosen nahm, 12 Ampullen täglich, und in dieser Zeit ihr Abitur gemacht hat.
Wir hatten Patienten, die hohe Dosen genommen haben – über Jahre – und die eine sehr gute Karriere, auch in gehobenen Berufen, gemacht haben. Verschiedentlich wird nämlich behauptet, daß es zwischen Pentazocin und Heroin/Morphin keinen Unterschied gäbe und die Rückfallquote von Pentazocin höher sei als die von Morphium.

Coper: Darf ich etwas mehr Allgemeines dazu sagen. Ich glaube, daß diese Argumentation grundfalsch ist. Herr NEUHAUS hat schon gesagt: „Das, was jeder Arzt bei der Verordnung von Medikamenten jeden Tag tut, ist eine Abwägung von Nutzen und Risiko." Entweder wir haben hier ein hervorragend analgetisch wirksames Medikament, das natürlich auch gewisse Risiken hat, unter anderem eben auch ein gewisses Abhängigkeitspotential, dann müssen die Risiken gegenüber dem Nutzen in Relation gebracht werden. Die Frage bleibt, wie der Nutzen-Risiko-Faktor abzuschätzen ist. Das Aufzählen von Fällen ist für die Beantwortung dieser Frage wenig hilfreich. Zweifellos kann Pentazocin zu Abhängigkeit führen. Ob es absolut 10 oder 20 Abhängige sind, ist letzten Endes nicht entscheidend.

Herz: Bevor wir jetzt in die allgemeine Diskussion eintreten, müßten Sie, Herr KUBICKI, wohl doch ein paar Worte über die Wiener Diskussion im November 1979 verlieren, denn dort bestanden Vorwürfe ohne Daten.

Kubicki: Gut! Kurz folgendes: In Wien entstand die Behauptung, daß Pentazocin bezüglich des Suchtpotentials dem Heroin gleichzusetzen sei und im übrigen wäre die Rückfallquote gleich 100. Belegt wurden die Behauptungen nicht, führten aber zur amtlichen Entscheidung, obwohl von klinischer Seite betont wurde: Das ist ein gutes Mittel, wir brauchen es und können es gut genug einschätzen. Von solchen Fakten müssen wir ausgehen. Es wird behauptet, aber kein Schritt unternommen um zu beweisen, Statistiken werden unterlassen und Grundlageninformationen verweigert. Aber es werden Konsequenzen gezogen. Um nun schrittweise Grund unter die Füße zu kriegen, übernahmen wir die Behauptungen als Hypothesen und versuchen – mühsam – Material zu sammeln. Und nur so ist die Studie von Frau LENHARD zu verstehen. Wir wollten Fakten sammeln. Wie anders, bitte, sollen wir handfeste Daten erarbeiten, um sagen zu können, was nun wirklich los ist?
Ich denke aber, der Zeitpunkt ist jetzt gekommen, zu dem wir Herrn LADEWIG hören sollten.

11. Bemerkungen zur Pentazocin-Abhängigkeit

D. Ladewig

Zunächst hätte ich gerne noch etwas zum Thema Datensammlung und -interpretation gesagt. Das Problem ist immer das: Wie komme ich an Daten und wie sollen solche interpretiert werden? Es gibt drei Verfahren, um Abhängigkeitsphänomene datenmäßig zu untersuchen. Da sind zunächst Untersuchungen an Patienten oder Probanden, bei denen sog. Abhängigkeitstests oder auch Substitutionsverfahren benützt wurden, Untersuchungen also der Lexington-Schule oder mehr behavioristisch orientierte Verfahren, wie sie auf Seevers und Schuster zurückgehen. Derartige Studien, wie sie in Lexington am Menschen durchgeführt wurden, sind bei uns nicht nur ethisch, sondern auch methodisch fragwürdig. Das zweite, was möglich ist, sind Therapiestudien. Dazu gehören Befragungen und Untersuchungen von ambulanten und stationären Patienten, die kurz- oder langfristig eine bestimmte psychoaktive Substanz erhalten haben. Das dritte sind Rezeptanalysen.

Zum zweiten seien zwei kurze Beiträge gegeben. In Basel wurden in den Jahren 1975 bis 1979 im Baseler Untersuchungsgefängnis jährlich ca. 30 polytoxikomane Heroin-Abhängige standardisiert über 5 Tage bezüglich ihrer Abstinenzsymptome mit Pentazocin behandelt. Von den insgesamt 150 jugendlichen Abhängigen verlangten nur 2 spezifisch eine weitere Pentazocin-Gabe.

Etwas Ähnliches, was Eckmann gemacht hat, wird in der Schweiz systematisch durchgeführt. 1965 ist im Auftrag der schweizerischen Sanitätsdirektorenkonferenz beschlossen worden, daß in jedem Falle einer Medikamenten- bzw. Drogenabhängigkeit ein Fragebogen ausgefüllt und an unsere Klinik geschickt wird. Die Beteiligung der Kliniken lag in den letzten Jahren durchschnittlich bei 60%. Dabei werden pro Jahr ca. 380 medikamentenabhängige Patienten erfaßt. Etwa ein Drittel sind jugendliche Polytoxikomane, der Rest sind medikamentenabhängige Patienten der mittleren Altersgruppe. Es sind pro Jahr konstant zwei pentazocinabhängige Patienten dabei. Von diesen Zweien ist, über alle Jahre ebenfalls konstant verteilt, einer polytoxikoman und einer primär pentazocinabhängig gewesen. Noch zu den Polytoxikomanen: der größere Teil war gleichzeitig abhängig von irgendwelchen anderen Hypnoanalgetika, nur zwei waren Heroinfixer. Die übrigen Patienten waren Schmerzpatienten.

Kurz etwas zur Möglichkeit, über Rezeptanalysen an Daten zu kommen. Im Einvernehmen mit der Medizinischen Gesellschaft wurden in Basel über eine bestimmte Zeit hin durch das Gesundheitsamt sämtliche Rezepte eingesehen, die bezüglich Pentazocin und Tilidin ausgeschrieben worden waren, um festzustellen: Gibt es jugendliche Patienten, die um den einen oder anderen Stoff zu bekommen, häufiger zum einen oder anderen Arzt gehen? Ohne hier aus Gründen der Vertraulichkeit Zahlen mitteilen zu können, darf festgehalten werden, daß ein Trend in Richtung des Tilidin, das von Jugendlichen vergleichsweise häufiger verlangt wurde, vorhanden war.

Schlußfolgerungen

1. Es gibt unbestritten eine Pentazocin-Abhängigkeit psychischer und körperlicher Natur. Der Grad der Abhängigkeit und die Häufigkeit des Vorkommens ist – verglichen mit Morphin – klein.
2. Es gibt Möglichkeiten, um systematisch über die Häufigkeit einer Abhängigkeit Daten zu gewinnen.
3. Es gibt bestimmte Risikogruppen. Das sind einmal polytoxikomane Patienten, bei denen sich eine psychische Abhängigkeit rascher einstellt, wobei auf der anderen Seite noch zu wenig bekannt ist, was sich eigentlich metabolisch bei diesen Polytoxikomanen entwickelt. Die zweite Risikogruppe sind chronische Schmerzpatienten, bei denen man sich meines Erachtens fragen sollte, ob man ihnen, wenn sie über längere Zeit Pentazocin erhalten haben, nicht als Alternative Kombinationen von Antidepressiva und Neuroleptika verordnen sollte.

Kubicki: Ich danke Herrn Ladewig für diese klaren und klärenden Sätze und meine, daß diese geeignet wären, die Diskussion abzuschließen. Somit möchte ich nun Herrn Neuhaus bitten, uns noch ein Resümee zu geben und damit das Schlußwort zu ergreifen.

12. Schlußwort

G. A. NEUHAUS

Eine Zusammenfassung des Inhaltes dieses interessanten Tages ist schwierig. Ziel des Symposions war, nach den einleitenden Worten des Herrn *Vorsitzenden,* Informationen zu erarbeiten, welche die Abschätzung des Abhängigkeitspotentials aufgrund wissenschaftlich erhobener Fakten erlauben, um so zu einer besseren Beurteilung dieser besonderen Stoffgruppe zu gelangen.

Das Symposion wurde eingeleitet durch das didaktisch hervorragende Referat von Herrn HASSLER, der uns klargemacht hat, daß zum Schmerz eine „Bewußtheit" gehört, und daß der Schmerz lokalisierbar sein muß, wenn er nicht, nach SPINOZA, ein „allgemeiner Schmerz" bzw. eine „Melancholie" ist. Durch die Darstellung der beiden peripheren Schmerzleitungssysteme, die auch im zentralen Nervensystem getrennt verlaufen, sind die anatomischen Grundlagen klar geworden. Von hohem Interesse für unser Thema sind einerseits die gesicherten Erkenntnisse über die Verknüpfung des äußeren Pallidum *(Schmerzerlebnis)* mit dem Striatum, das als Regulationsapparat für psychomotorische Vorgänge des nachgeschalteten Pallidum aufgefaßt wird, andererseits die unterschiedlich hohen Enkephalin-Konzentrationen in den verschiedenen Schaltstellen des zentralen Nervensystems.

Bis dahin war die „rührende pallidäre Aufmerksamkeit" des Auditoriums gesichert. Diese wurde noch gesteigert durch das Referat von Herrn HERZ, der uns über Prinzip und Theorie der Partialagonisten berichtete. Das Referat, das einen interessanten Einblick in die Rezeptorfunktionen gab, wurde abgeschlossen durch ein außerordentlich instruktives Diapositiv, das die „intrinsic activity" von den Agonisten bis zu den Antagonisten auf der Abszisse gegen die Affinität zum Rezeptor auf der Ordinate zeigte. In der ersten Gruppe liegt das Morphin etwa in der Mitte, in der zweiten Gruppe das Buprenorphin oben, das Pentazocin ziemlich unten (geringe Affinität zum Rezeptor bei antagonistisch-agonistischer Aktivität) und in der dritten Gruppe (Antagonisten) steht das Naloxon ganz oben.

Die anschließende Diskussion entzündete sich an der eingangs gestellten Frage, ob die vorgestellten Befunde das Problem von Sucht und Abhängigkeit einer Lösung näherbringen können. Soweit ich das verstanden habe, schien dabei, zur Zeit jedenfalls, eine Übertragung dieser Befunde auf unser Problem noch nicht mit der nötigen Sicherheit möglich zu sein. Auch die Frage: Suchtpotential und Endomorphin-System bleibt zur Zeit noch spekulativ. Aus solchen Spekulationen kommen allerdings, wenn sie an Theorien gezügelt werden, häufig fruchtbringende Ideen und letztlich dann auch praktisch brauchbare Resultate heraus. Zweifellos besitzt aber die Suchtgefährdung ein physisches Korrelat, was nach Meinung von Herrn HERZ übrigens unter anderem auch für den Alkohol gilt.

Herr De Castro führte uns das Fentanyl wieder einmal in einer hervorragenden Tour d'horizon vor. Er zeigte uns, daß Fentanyl in der Anästhesie unter ganz bestimmten Bedingungen besondere Vorteile der größeren klinischen Sicherheit hat, die erkauft werden durch gewisse Nachteile, nämlich der exzitatorischen Phänomene, die man aber durch Zugabe von Neuroleptika lösen kann. Schwierigkeiten treten auf in der postoperativen Phase durch atemdepressorische Probleme und durch das Phänomen der Remorphinisierung.

Nach der Mittagspause berichtete Herr Simonis über seine Erfahrungen mit der oralen (50 mg) und der rektalen (50–100 mg) Gabe von Pentazocin. In südlichen Ländern sei die Verordnung von Suppositorien besonders „populär". Bei guter Wirkung auf chronische Schmerzen fanden sich als Nebenwirkungen in 6,4% Schläfrigkeit, für mich erstaunlich in 5% Erbrechen oder erheblicher Brechreiz, aber nur in 0,13% Euphorie (N = 1514). Die Anwendung von Pentazocin zur venösen Kurzanalgesie (30 mg i. v.) wurde für die sog. kleine Chirurgie empfohlen und darüber berichtet, die Indikationen für die Anwendung in der akuten Schmerztherapie und in der chronischen Schmerztherapie erläutert, wobei zur Vorsicht bei der Anwendung von Pentazocin bei chronischen Schmerzen gemahnt wurde. Von Herrn Simonis wurde der schon früher berichtete Befund belegt, daß Pentazocin keine Tonussteigerung des Sphincter Oddi verursacht.

Herr Palme berichtete in seinem anschließenden Referat über 5000 Laparoskopien unter einer „bedarfsadaptierten Analgesie", wobei er 1–2 Stunden vorher auf der Station 5–10 mg Diazepam i. m. verabfolgt. Während des Eingriffs werden über einen venösen Zugang initial 15 mg, dann je nach Bedarf weitere 15–30 mg Pentazocin oder entsprechend Tilidin gegeben. In Erinnerung geblieben ist mir, daß er als besonderen Vorteil des Pentazocin bei dieser Indikation die leichte Verfügbarkeit der Substanz auf der Notfallstation herausstellt, und daß ohne diese jederzeitige Verfügbarkeit, die allerdings kontrolliert wird und auch kontrolliert werden muß, bei der Notfall-Endoskopie große praktische Schwierigkeiten auftreten würden. Beim Atem-Problempatienten wird von Pentazocin abgeraten und Tramadol empfohlen.

Die Resultate bei den durchgeführten Untersuchungen waren: 90% schmerzfrei oder erträglich, in 10% wurden weiterhin Schmerzen angegeben, in solchen Fällen wird zusätzlich Metamizol i. v. gegeben.

In der Diskussion wurde von Herrn Coper das Problem der Toleranzentwicklung bei chronischer Anwendung angesprochen. Von Herrn Simonis wurde die Frage einer Toleranzentwicklung und der Entwicklung einer Abhängigkeit grundsätzlich bejaht, von einer chirurgischen Klinik kann aber hierzu in den 2–3 Wochen, die die Patienten in der Klinik sind, keine eigene Erfahrung beigebracht werden. Immerhin kommt es auch in diesen 2–3 Wochen zu Dosissteigerungen oder zum Präparatewechsel, wenn man den Verdacht hat, daß sich hier Abhängigkeiten entwickeln.

Herr Beyer unterrichtete uns im Anschluß daran über die heutigen Verfahren des Nachweises von Pentazocin und einiger Metabolite. Die Biotransformation von Pentazocin wurde durch neue Befunde von Herrn Beyer weiter aufgeklärt. Er berichtete, daß er vor 6 Jahren – er untersucht zentral für Berlin – etwa 30 Pentazocin-Fälle pro Jahr, in den letzten Jahren aber nur 3–4 Fälle jährlich zu untersuchen hatte.

Herr ROMMELSPACHER hat uns dann eine ausgezeichnete Übersicht über die Literatur zum Problem der Pentazocin-Abhängigkeit vom Beginn der 60er Jahre an bis 1979 gegeben. Er hat das Ergebnis folgendermaßen zusammengefaßt: Pentazocin kann zur psychischen Abhängigkeit führen. Bei normaler Dosierung tritt keine physische Abhängigkeit auf. Bei Dosissteigerungen wurden allerdings leichtere Entzugserscheinungen beobachtet. Er hat den Inhalt seiner Darstellung in mehreren Empfehlungen zusammengefaßt, die seine Ansicht begründen, daß Pentazocin derzeit nicht dem Betäubungsmittelgesetz unterstellt werden sollte:

U. a. 1. Wegen der leichteren Verfügbarkeit von Pentazocin für die Notfallmedizin, 2. weil ganz offensichtlich das Abhängigkeitspotential geringer ist als das von anderen vergleichbaren Substanzen, weil 3. die Angaben über die Zahl der Abhängigen unzuverlässig und ungenau sind, weil 4. in den wenigen Fällen primärer Abhängigkeit der soziale Abstieg fehlt und weil 5. Pentazocin kein Substitut für Heroin ist. Eine Ansicht, die Herr LADEWIG bestätigt hat. 6. Wenn Pentazocin dem Betäubungsmittelgesetz unterstellt würde, würden die Ärzte mit großer Wahrscheinlichkeit auf das billigere, aber mit höherem Abhängigkeitspotential ausgestattete Pethidin ausweichen. 7. Fordert er für die Ärzte, die als Verschreiber von Pentazocin in Frage kommen, eine bessere Aufklärung über das Abhängigkeitspotential von Pentazocin. Und 8. weil die meisten Mitteilungen nicht aus der Bundesrepublik Deutschland, sondern aus den USA stammen, und weil bisher bei uns der Straßenverkauf keine Probleme aufgeworfen hat.

Aufklärung der Ärzte, Schaffung eines Kontrollsystems und Berücksichtigung der Verkaufszahlen seien zur Zeit ausreichende, aber notwendige Vorsichtsmaßnahmen.

Die Verkaufsdaten wurden von Herrn FISCHER erläutert: Weltweit wurden 86 Millionen Patienten behandelt. Aus den USA, Kanada, Großbritannien und Südamerika gingen 583 Meldungen beim Hersteller ein. Davon waren 108 Berichte unvollständig, 63 beruhten auf falschen Angaben. 84mal lag eine mögliche, 100mal eine wahrscheinliche und 228mal eine nachgewiesene Abhängigkeit vor. In Deutschland wurden 1976 bis 1978 pro Jahr ansteigend 7,2–7,7 Millionen Ampullen verkauft, pro Jahr gingen im gleichen Zeitraum in sinkender Zahl 31, 24 bzw. 18 unselektierte Meldungen ein.

Herr ECKMANN hat uns durch den Mund von Herrn EICHNER über seine Erhebungen in Schleswig-Holstein berichtet. Das wurde von Frau LENHARD durch die katamnestischen Untersuchungen von 5 früher schon einmal beschriebenen Patienten ergänzt. Auch bei fortbestehender Abhängigkeit traten keine Wesensveränderungen und sozialer Abstieg auf. Beim Entzug war keine medikamentöse Behandlung, wohl aber eine unterstützende Psychotherapie notwendig, um das therapeutische Ziel zu stabilisieren. Diese Befunde wurden noch von Herrn LADEWIG ergänzt, der sich zu dem gleichen Problem äußerte: Wie kommt man an die Zahlen, und wenn man Zahlen hat, was bedeuten diese? Er kam zu ähnlichen Empfehlungen wie Herr ROMMELSPACHER: 1. Drug monitoring system, 2. intensive Befragung von Patienten, wie sie von Frau LENHARD durchgeführt worden ist und 3. Verschreibungsanalyse.

Jährlich wurden etwa 30 polytoxikomane Heroin-Süchtige in Baseler Gefängnissen, in den Jahren 1975–1979 standardisiert 5 Tage lang mit Pentazocin

behandelt. Von diesen 150 meist jugendlichen Abhängigen verlangten nur 2 spezifisch eine weitere Pentazocin-Gabe. Die schweizerische Enquête erfaßt seit 1965 pro Jahr etwa 380 Patienten, die erstmals erfaßt wurden. Über die Jahre sind unter diesen konstant nur zwei Pentazocin-Fälle. Eine Untersuchung des Baseler Kantonsarztes mit der Fragestellung, ob Jugendliche durch unkontrollierten Arztwechsel versuchen, Pentazocin oder Tilidin zu bekommen, wurde durch Rezeptanalyse durch den Kantonsarzt dahingehend beantwortet, daß mehr Versuche in Richtung Tilidin als in Richtung Pentazocin unternommen worden sind.
Herr Ladewig faßt zusammen: 1. Es gibt eine Abhängigkeit von Pentazocin, diese ist leichter und in der Typologie ganz anders geartet als die Abhängigkeit von Morphin 2. Es gibt die Möglichkeit, Daten zu sammeln, wenn diese auch zur Zeit zu wenig genutzt wird. 3. Es gibt „Risikogruppen“: Polytoxikomane und chronische Schmerzpatienten.

Zusammengefaßt boten die Ergebnisse des Symposions Basis und Hilfe für das, was wir Ärzte – und darauf hat Herr Coper mit vollem Recht hingewiesen – täglich tun: nämlich Nutzen und Risiko bei der Verordnung von Arzneimitteln abzuwägen. Das gleiche sollten natürlich staatliche Stellen auch tun. Die Erwartung allerdings, daß staatliche Stellen das immer emotionslos leisten, ist – zumindest nach dem Wiener Beispiel – nicht ganz selbstverständlich.
Dieses Symposion hat für alle Beteiligten Befunde an die Hand gegeben, um den verordnenden Ärzten, den Wissenschaftlern, die mit der Substanz befaßt sind, dem Hersteller, aber natürlich auch den staatlichen Aufsichtsbehörden, auf Grund solcher Informationen die Nutzen-Risiko-Abwägung zu erleichtern. Hierzu sind wir alle verpflichtet.

Literaturverzeichnis

1. Alarcon RD, Gelfond SD, Alarcon GS (1971) Parenteral and oral pentazocine abuse. Johns Hopkins Med J 129: 311
2. Alexander J-I, Spence AA (1974) Central nervous system effects of pentazocine. Brit med J II: 224
3. Annotations (1975) Pharmacotherapeutic considerations regarding several analgesics of the morphine type: D-propoxyphene, tilidine, and pentazocine. Folia Pharmacotherapeutica 2: 81
4. Archer S, Harris LS (1965) Narcotic antagonists. Fortschr Arzn 8: 261
5. Baldamus U (1968) Der Morphinantagonist Pentazocin als Analgetikum. Münch med Wschr 110: 101
6. Beyer K-H (1975) Analytik und Biotransformation des Pentazocin. In: Neuhaus GA, Kubicki St. (Hrsg) Pentazocin – ein neuer Weg. Thieme, Stuttgart, S 7–10
7. Brogden RN, Speight TM, Avery GS (1973) Pentazocine: A review of its pharmacological properties, therapeutic efficacy and dependence liability. Drugs 5: 6
8. Bundeskriminalamt (1977) Rauschmittelkriminalität in der Bundesrepublik Deutschland. Jahresbericht 1977, EO 31
9. Bundeskriminalamt (1978) Bekämpfung der Rauschmittelkriminalität – Stand und Entwicklung der Rauschgiftkriminalität in der Bundesrepublik Deutschland einschließlich Berlin (West) im Jahre 1978. EO 31–15
10. Cajal SR (1911) Histologie du système nerveux central. Vol II. Maloine, Paris
11. Chang TH (1977) Neurophysiologische Untersuchungen zu Mechanismen der Akupunktur. Vortrag im Max-Planck-Institut für Hirnforschung, Frankfurt/M.
12. Chung JW, Hassler R, Wagner A (1977) Degeneration of two of nine types of synapses in the putamen after center median coagulation in the cat. Exp Brain Res 28: 345
13. Council on drugs (1969) The misuse of pentazocine: its dependence-producing potential. J Amer Med Ass 209: 1518
14. Curtis DR, Duggan AW, Johnston GAR (1971) The specificity of strychnine as a glycine antagonist in the mammalian spinal cord. Exp Brain Res 12: 547
15. Curtis DR, Hösli L, Johnston GAR (1968) A pharmacological study of the depression of spinal neurons by glycine and related amino acids. Exp Brain Res 6: 1
16. Davie IT, Stephen GW, Scott DB (1971) The effects of premedication with pentazocine and pethidine on respiration during general anaesthesia. Brit J Anaesth 43: 500
17. Deneau G, Seevers M (1962) Evaluation of morphine'like physical dependence in the rhesus monkey (Macaca mulatta). Bull Drug Add Narcot. Addendum 2, pp 15 und 26
18. Dole EVP, Nyswander M (1967) Heroin addiction- a metabolic disease. Arch int Med 120: 19
19. Drug Commentary (1973) Use and misuse of pentazocine, a follow up. J Amer med Ass 225: 1530
20. Drug Enforcement Administration (1977) Pentazocine – a review with control recommendations. Regulatory Control Division
21. Eckmann F, Kubicki St, Mazaheri P (1975) Zur Frage einer Pentazocin-Abhängigkeit. In: Neuhaus, GA, Kubicki, St (Hrsg) Pentazocin – ein neuer Weg. Thieme, Stuttgart, S 61–64
22. Economou G, Monson R, Ward-McQuaid JN (1971) Oral pentazocine and phenazocine. Brit J Anaesth 43: 486
23. Edison GR (1969) Hallucinations associated with pentazocine. N Engl J Med 281: 447
24. Erra M (1969) La sedazione del dolore postoperatorio con uno analgesico di sintesi: la pentazocine. Minerva Anest 35: 1304

25. FDA Drug Bulletin (1978/79) Pentazocine abuse rises – Schedule IV status proposed. Dec. 1978, Jan. 1979
26. Fraser HF, Rosenberg DE (1964) Studies on the human addiction liability of 2′-hydroxy-5,9-dimethyl-2-(3,3-dimethylallyl)-6,7-benzomorphan (Win 20, 228): A weak narcotic antagonist. J Pharmacol exp Ther 143: 149
27. French JD, AmeronGen FK von, Magoun HW (1952) An activating system in brain stem of monkey. Arch Neurol (Chic) 68: 577
28. Frutschnigg E (1972) Postoperative Analgesie mit Pentazocin-Suppositorien. Dtsch med Wschr 97: 656
29. Garcin R, Lapresle J (1954) Syndrome sensitif de type thalamique et à topographie chéiro-orale par lésion localisée du thalamus. Rev Neurol 90: 124
30. Glatt MM (1977) A note on the misuse of pentazocine and dextropropoxyphene. Brit J Add 72: 253
31. Goldscheider A (1920) Das Schmerzproblem. Springer, Berlin
32. Haas J, Kubicki St, Stölzel R (1973) Der postrotatorische Nystagmus (pN) im Tierversuch. I. Beziehung zwischen Dauer des pN und der Reizzeit. Z EEG-EMG 4: 138
33. Haas J, Kubicki St, Stölzel R (1973) Der postrotatorische Nystagmus (pN) im Tierversuch. II. Prüfung dämpfender und erregender Einflüsse von Hypnoanalgetika (Fentanyl und Pentazocin). Z EEG-EMG 4: 142
34. Hagbarth KE, Kerr DIB (1954) Central influences on spinal afferent conduction. J Neurophysiol (Springfield) 17: 295
35. Hart RH (1969) Pentazocine addiction. Lancet II: 690
36. Hassler R (1960) Die zentralen Systeme des Schmerzes. Acta Neurochir (Wien) 8: 353
37. Hassler R (1968) Interrelationship of cortical and subcortical pain systems. In: Lim RKS (ed) Pharmacology of pain Pergamon Press, Oxford
38. Hassler R (1970) Dichotomy of facial pain conduction in the diencephalon. In: Hassler R, Walker AE (ed) Trigeminal neuralgia. Thieme, Stuttgart, p 123
39. Hassler R (1974) Pathophysiologie der Bewußtlosigkeit. In: Streicher H-J, Rolle J (Hrsg) Der Notfall: Bewußtlosigkeit. Thieme, Stuttgart, S 1–13
40. Hassler R (1976) Wechselwirkungen zwischen dem System der schnellen Schmerzempfindung und dem des langsamen, nachhaltigen Schmerzgefühls. Langenbecks Arch Chir 342: 47
41. Hassler R, Chung JW, Rinne U, Wagner A (1978) Selective degeneration after cortical lesions of two out of the nine types of synapses in cat caudate nucleus. Exp Brain Res 31: 67
42. Hassler R, Riechert T (1959) Klinische und anatomische Befunde bei thalamischen Schmerzoperationen am Menschen. Arch Psychiat Nervenkr 200: 93
43. Hattori E, Hotta N, Akari K (1976) Three cases of chronic pentazocine (sosegon, pentagin) intoxication. Psychiat Neurol Jpn 78: 235
44. Hernandez-Peon R, Scherrer H, Velasco M (1956) Central influences on afferent conduction in the somatic and visual pathways. Acta Neurol Latinoamer 2: 8
45. Hinshaw JR, Hobler KE, Borja AR, Sahler CO (1966) Pentazocine: A potent non-addicting analgesic. Amer J Med Sci 251: 57
46. Höfkelt T, Ljungdahl A, Terenius L, Elde R, Nilsson G (1977) Immunohistochemical analysis of peptide pathways possibly related to pain and analgesia: Enkephalin and substance P. Proc Nat Acad Sci 74: 3081
47. Hoffmann W (1933) Thalamussyndrom auf Grund einer kleinen Läsion. J Psychol Neurol (Lpz) 45: 362
48. Hoffmeister F (1968) Untersuchungen über die analgetischen, morphinantagonistischen und morphinartigen Wirkungen von Morphinantagonisten an normalen und morphinabhängigen Tieren. Pharmakopsychiatrie 1: 239
49. Hong JS, Yang H-YT, Fratta W, Costa E (1977) Determination of methionine enkephalin in discrete regions of rat brain. Brain Res 134: 383
50. Hong JS, Yang H-YT, Racagni G, Costa E (1977) Projections of substance P containing neurons from neostriatum to substantia nigra. Brain Res 122: 541
51. Hunsperger RW (1956) Affektreaktionen auf elektrische Reizung im Hirnstamm der Katze. Helvet Physiol Pharmacol Acta 14: 70
52. Inciardi JA , Chambers CD (1971) Patterns of pentazocine abuse and addiction. NY State J Med 71: 1727

53. JASINSKI DR, MARTIN WR, HOELDTKE RD (1970) Effects of short- and long-term administration of pentazocine in man. Clin Pharmacol Ther 11: 385
54. KANAZAWA I, EMSON PC, CUELLO AC (1977) Evidence for the existence of substance P-containing fibres in striato-nigral and pallido-nigral pathways in rat brain. Brain Res 119: 447
55. KEATS AS, TELFORD J (1964) Studies of analgesic drugs. VIII. A narcotic antagonist analgesic without psychotomimetic effects. J Pharmacol exp Ther 143: 157
56. KELLY MG (1977) Pentazocine: a strong analgesic with low abuse potential. Brit J Add 72: 250
57. KEUP W (1968) Abuse-liability and narcotic antagonism of pentazocine. Dis nerv Syst 29: 599
58. KING A, BETTS TA (1978) Abuse of pentazocine. Brit med J 2: 21
59. KUBICKI ST, STÖLZEL R (1970) The „narcotic" component of fentanyl. L'anestésie vigile et subvigile. Ars Medici (Nivelle, Belg) 1: 37
60. KUBICKI ST, LENHARD-MAZAHERI P, BEYER K-H (1977) Pentazocin – ein Suchtproblem? Münch med Wschr 119: 1069
61. KUO S-H, CHEN S-S, HUANG K-J, SHIH T-S (1977) A pilot study of pentazocine dependence. J Formos Med Ass 76: 277
62. LASKA FJ, FENNESSY MR (1978) Induction of physical dependence on cyclazocine and pentazocine in the rat. Eur J Pharmacol 48: 57
63. LEVIN DG, PRESTON RA, LIPSCOMB SG (1974) A historical approach to understand drug abuse among nurses. Amer J Psychiat 133: 1036
64. LIPPS Th (1926) Vom Fühlen, Wollen und Denken. 3. Aufl. Leipzig
65. LODE H, HÜTTEMANN U, von WOLFF Ch (1972) Der Einfluß endoskopischer abdomineller Untersuchungen auf die Atmung. Respiration 29: 61
66. LÖSER JD, WARD AA jr (1967) Some effects of deafferentations on neurons of the cat spinal cord. Arch Neurol (Chic) 17: 629
67. MANFREDI M, CASTELLUCI V (1969) C-fiber responses in the ventrolateral column of the cat spinal cord. Science 165: 1020
68. MALISCHEWSKI CM, SYBRECHT GW, FABEL H (1980) Einfluß von starken Analgetika auf den Mundokklussionsdruck und die ventilatorische CO_2-Antwort. Prakt Anaesth 15: 470
69. MAXMEN JS, SILBERFARB PM, PLAKUN E (1975) Pentazocine abuse and problems of withdrawal. Brit J Psychiat 126: 370
70. MCKENZIE JS (1964) The influence of morphine and pethidine on somatic evoked responses in the hippicampal formation of the cat. Electroenceph Clin Neurophysiol 17: 428
71. MCKENZIE JS, BEECHEY NR (1962) The effects of morphine and pethidine on somatic evoked responses in the midbrain of the cat and their relevance to analgesia. Electroenceph Clin Neurophysiol 14: 501
72. MCQUAY HJ, MOORE RA, PATERSON GMC, ADAMS AP (1979) Plasma fentanyl concentrations and clinical observations during and after operation. Brit J Anaesth 51: 543
73. MELZACK R, WALL PC (1965) Pain mechanisms: a new theory. Science 150: 971
74. MEYER-BURG J, PALME G (1976) Die Praemedikation in der internen Laparoskopie mit Valoron (Tilidin). Fortschr Med 94: 91
75. MINDERHOUD JM (1971) An anatomical study of the efferent connections of the thalamic reticular nucleus. Exp Brain Res 12: 435
76. MONTANELLI RP, HASSLER R (1964) Motor effects elicited by stimulation of the pallido-thalamic system in the cat. In: Bargmann W, Schadé JP (eds) Lectures on the diencephalon. Elsevier, Amsterdam, p 56
77. MORISON RS, DEMPSEY EW (1942) A study of thalamocortical relations. Amer J Physiol 135: 281
78. MORISON RS, DEMPSEY EW (1943) Mechanism of thalamocortical augmentation and repetition. Amer J Physiol 138: 297
79. MURPHY MR, OLSON WA, HUG CC (1979) Pharmacokinetics of H^3 fentanyl in the dog anesthetized with enflurane. Anesthesiology 50: 13
80. NEUHAUS GA, KUBICKI ST (1975) Pentazocin – ein neuer Weg. Thieme, Stuttgart
81. NYBERG-HANSEN R (1969) Further studies on the origin of corticospinal fibres in the cat. An experimental study with the Nauta method. Brain Res 16: 39
82. OTSUKA M, KONISHI S (1976) Substance P and excitatory transmitter of primary sensory neurons. Cold Spring Harbor Symp Quant Biol 40: 135

83. Paik KS, Nitsch C, Kim JS, Hassler R (in Vorbereitung) Interaction of morphine administration and bilateral frontal cortex ablations on the striatal content of glutamic and other amino acids
84. Palme G, Munck A (1981) Praemedikation mit Tramal bei der Laparoskopie. Med Welt 32: 28
85. Pehlivan A (1972) Postoperative Schmerzbekämpfung mit Pentazocin-Suppositorien. Ärztl. Praxis 24: 375
86. Pittmann KA, Rosi D, Cherniak R, Merola AJ, Conway WD (1969) Metabolism in vitro and in vivo of pentazocine Biochem Pharmacol 18: 1673
87. Pittmann KA (1970) Human metabolism of orally administered pentazocine. Biochem Pharmacol 19: 1833
88. Poklis A (1978) 'T's and Blues'. J Amer Med Ass 240: 108
89. Rosenbach O (1884) Über die unter physiologischen Verhältnissen zu beobachtende Verlangsamung der Leitung von Schmerzempfindungen bei Anwendung von thermischen Reizen. Dtsch med Wschr 10: 338
90. Sadove MS, Balagot RC (1965) Pentazocine – a new non-addicting analgesic. J Amer Med Ass 193: 115
91. Sadove MS, Balagot RC (1965) Pentazocine, a new non-addicting analgesic: a double-blind evaluation in postoperative pain. J Amer Med Ass 193: 887
92. Sandoval RG, Wang RIH (1969) Tolerance and dependence on pentazocine. N Engl J Med 280: 1391
93. Sandoval RG, Wang RIH (1971) Evidence of pentazocine dependence after naloxone administration. Report of the 33rd Ann. Scient. Meet. Comm. Probl. Drug Dependence. NAS/NAE/NRC Toronto 309
94. Simonis G, Eichner W, Ecker KW (1975) Zur Problematik der rektalen Therapie mit Schmerzmitteln. Med Welt 26 (NF): 403
95. Simonis G, Eichner W, Thiel W (1976) Die Hartgelatinekapsel als orale Applikationsform des Analgetikums Fortral. Med Welt 27 (NF): 665
96. Schleimer R, Benjamini E, Eisele J, Henderson G (1978) Pharmacokinetics of fentanyl as determined by radioimmunoassay. Clin Pharmacol Therap 23: 188
97. Schoolar JC, Idänpään-Heikkilä P, Keats AS (1969) Pentazocine addiction? Lancet I: 1263
98. Schuster CR, Smith BB, Jaffe JH (1971) Drug abuse in heroin users. Arch Gen Psychiat 24: 359
99. Showalter CV, Moore L (1978) Abuse of pentazocine and tripelennamine. J Amer Med Ass 239: 1610
100. Simantov R, Snowman AM, Synder SH (1976) A morphine-like factor „enkephalin" in rat brain: subcellular localization. Brain Res 107: 650
101. Stoeckel H, Hengstmann JH, Schüttler J (1979) Pharmacokinetis of fentanyl as a possible explanation for recurrence of respiratory depression. Brit J Anaesth 51: 741
102. Takagi H, Satoh M, Doi T, Kawasaki K, Akaike A (1976) Indirect and direct depressive effects of morphine on activation of lamina V cell of the spinal dorsal horn induced by intraarterial injection of bradykinin. Arch Int Pharmacodyn Ther 221: 96
103. Telford J, Papadopoulos CN, Keats AS (1961) Studies of analgesic drugs. VII. Morphine antagonists as analgesics. J Pharmacol exp Ther 133: 106
104. Vogt M (1969) Release from brain tissue of compounds with possible transmitter function: interaction of drugs with these substances. Brit J Pharmacol 37: 325
105. Waldmann E, Horsfall PAL (1977) Pentazocine addiction: a warning. Brit Med J 1: 642
106. Walker AE (1940) The spinothalamic tract in man. Arch Neurol (Chic) 43: 284
107. Wendel HA (1971) Pentazocine dependence: facts and fancy. Med Counterpoint 3: 9
108. Wendel HA (Unveröffentl. Manuskript) Pentazocine dependence in medical practice
109. WHO Expert Committee on Drug Dependence (1970) Wld Hlth Org techn Rep Ser No 437
110. Winthrop Laboratories, New York (1967) Talwin, pentazocine. Commercial brochure No. 758
111. Yaksh TL, Farb DH, Leeman SE, Jessell TM (1979) Intrathecal capsaicin depletes substance P in the rat spinal cord and produces prolonged thermal analgesia. Science 206: 481
112. Zander E, Wedell G (1951) Observations on the innervation of the cornea. J Anat (Lond) 85: 68
113. Zimmermann M (1968) Dorsal root potentials after C-fiber stimulation. Science 160: 896
114. Zotterman Y (1939) Nervous mechanism of touch and pain. Acta Psychiat (Kbh) 14: 91

Anhang

Generic name	*Handelsname*	*Bemerkungen*
Alfentanil	–	Opioid, nicht im Handel
Amidopyrin	Pyramidon	nicht mehr im Handel
Amphetamin	Benzedrin	nicht mehr im Handel
Buprenorphin	Temgesic	
Capsaicin	–	Rubefacientium
Carbamazepin	Tegretal	
Carbromal	Adalin	
Chlorpromazin	Megaphen	
Codein	Codein	Methylmorphin
Cyclazocin	–	Benzomorphan, nicht im Handel
Diazepam	Valium	
Diprenorphin	–	Opioid, nicht im Handel
Etorphin	–	Opioid, nicht im Handel
Fentanyl	Fentanyl	
Flunitrazepam	Rohypnol	
Hydromorphon	Dilaudid	
Ketamin	Ketanest	
Levorphanol	Dromoran	
Lofentanil	–	Opioid, nicht im Handel
Metamizol	Novaminsulfon	
Metformin	Glucophage	
Methadon	Polamidon	
Methaqualon	Revonal	
Nalorphin	Lethidrone	
Naloxon	Narcanti	
Pentazocin	Fortral	
Pentobarbital	Neodorm	
Pethidin	Dolantin	
Propoxyphen	Develin	
Reserpin	Sedaraupin	
Tilidin	Valoron	
Tramadol	Tramal	
Triflupromazin	Psyquil	

W. Gobiet

Grundlagen der neurologischen Intensivmedizin

1980. 38 Abbildungen, 46 Tabellen. II, 205 Seiten
DM 29,80. ISBN 3-540-10133-0

F. L. Jenkner

Nervenblockaden auf pharmakologischem und auf elektrischem Weg

Indikationen und Technik

3., neubearbeitete und erweiterte Auflage. 1980. 95 Abbildungen. XXVIII, 132 Seiten
Gebunden DM 56,–
Wien-New York: Springer-Verlag
ISBN 3-211-81581-3

K.-J. Fischer

Der Einfluß von Anaesthetica auf die Kontraktionsdynamik des Herzens

Tierexperimentelle Untersuchungen

1979. 181 Abbildungen, 33 Tabellen. XII, 276 Seiten
DM 79,–. ISBN 3-540-09143-2

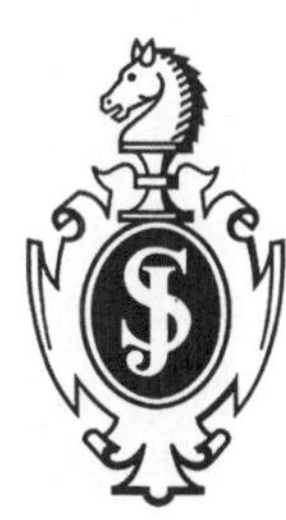

Springer-Verlag
Berlin Heidelberg New York